糖尿病 的 防与治

你知道吗？

杨文英 著　悦悦 问

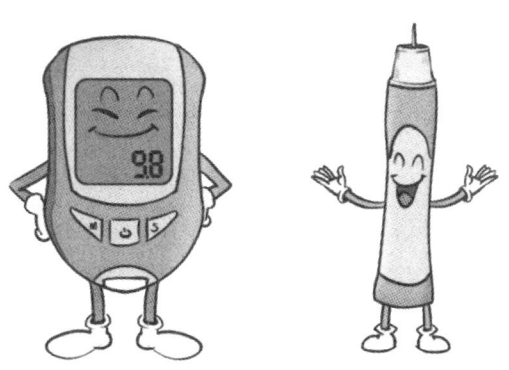

四川科学技术出版社

北京长江新世纪文化传媒有限公司

www.cjxinshiji.com

出品

序言

如果医生得了糖尿病

糖尿病是致残和致死率极高且花费巨大的慢性非传染性疾病，目前我国有1.14亿的糖尿病患者和1.5亿的糖尿病前期人群。如果我们不能把糖尿病的预防提到重要日程上来，不能把糖尿病的治疗做到家喻户晓，那么，今后糖尿病将成为我国危害大众健康的重大疾病。

由于至今还没有根治糖尿病的办法，因此，要求患者必须长期坚持用合理的方法治疗。许多患者也许会问：如果医生得了糖尿病，他们会怎么给自己治？事实上，糖尿病具有遗传性，有些人得糖尿病是基因决定的，就算是内分泌科的医生也免不了得糖尿病。实不相瞒，我本人就是一名糖尿病患者。但幸运的是，我做了这一行，研究了几十年糖尿病，使我对它的了解就像对自己的呼吸一样熟悉。我非常清楚，尽管从医学上说目前糖尿病还不能根治，但只要积极预防、早期诊断、科学治疗，生活中多加防范，将血糖、血压、血脂等各项指标控制好，就可以不让生活质量因为患糖尿病而降低，并且可以与健康人一样长寿。

作为一名内分泌科医生，我本人的糖尿病控制得非常好。但是我知道，全国还有很多糖前期患者临近糖尿病的边缘而不自知；还有很多糖尿病患者在用错误的方法对待糖尿病。于是，我与悦悦合著了这本书，希望这本书能像家庭医生一样，给每位看到它的读者送去专业的指导。本书旨在介绍糖尿病预防和治疗的关键知识，使患者少走弯路，长期把血糖等指标控制在合理水平，最大限度的减少糖尿病并发症的发生。

糖尿病的长期控制是艰巨的，需要理解、需要毅力。但是糖尿病是可以控制的，只要我们重视、坚持，就可以大幅度减少并发症而得到和非糖尿病人一样的生活质量和寿命。

让我们携手共同努力！

杨文英

2016 年 1 月 21 日

给糖友的一封信

亲爱的你：

"糖"字是个有味道的字眼儿。念一次就能脑补一堆闪着亮儿的食物：刚刚出锅的糖火烧闪着石榴石的紫色光芒还冒着热气儿；五颜六色的巧克力豆撒在凝脂一样的奶油上；热带水果汁液充沛不必啃咬就能闻到热情的果香；冰糖葫芦在胡同口冬日的暖阳照射下闪着特有的剔透的光……要是列举出所有甜味儿的画面，作为一个资深吃货起码要写个几千字吧。

人的天性就是爱吃甜，讨厌苦。以前听于康教授讲过一个实验：给刚刚出生的一群小婴儿两个滴管去吸吮，一个是甜味剂，一个是苦味剂。实验结果是几乎所有刚出生的婴儿都选择了甜味剂（有个别没有明显反应），而且吸吮起来表情安详；苦味剂却让婴儿咧嘴甚至啼哭。嗜甜是天性，无法抗拒，非到万不得已，谁也不会放弃那味蕾绽放的一刻。

我没有特别依赖甜食，但是亲爱的你们，我知道你们当中很多人每天都需要各种各样的甜蜜。蔗糖、果糖、白砂糖、冰糖、红糖、巧克力、芝士蛋糕……这些食物的确可以放松神经，提高幸福感（回忆一下焦虑时一块榛仁巧克力所带来的安慰），就足以给全世界各种做法的甜食来一个高度概括的大好评。

小时候奶奶总爱做她最拿手的菜给我吃，红烧鳕鱼段是其中之一，也是我的最爱。印象里只要奶奶做这道菜，一进单元门就能闻到浓汤的馥郁香气。放学回家一路疯跑，冲进单元门就能知道小饭桌上会出现颜色鲜亮味道咸中有甜的鳕鱼段，鱼肉紧实而且刺少，花瓣一样的肉片浸满甜甜咸咸的汤汁，一口鱼肉一口米饭。人世间最幸福的人一定是我，且小小年纪时就已经是最幸福的了。奶奶做饭有一个特点，什么菜都是甜丝丝的，这一点非常不像东北人，东北人的口味应该是咸香才对（说白了就是口味重）。除了鳕鱼，奶奶还常常煎杂菜丝饼给我吃。土豆丝、胡萝卜丝混在一起，加上面粉成型，下锅快煎，出锅时金黄金黄的，咬一口也是又酥又甜。可惜我不会做饭，这些好吃的都只是停留在记忆的边边角角，无法被传承下去了。但是味道是很持久的记忆，那些在物质并不丰富的年代里烙下深刻印记的甜味，是对孩童时光和奶奶好手艺的最佳注解。

奶奶去世时我还在读高中。爸爸说奶奶只有一个肾，能活到那个岁数已经是奇迹了。奶奶为什么只剩一个肾？爸爸也不懂医，就知道是糖尿病没有好好治，结果一个肾不行了，只能做手术，就剩一个肾一直维持。可是奶奶的小药瓶并不多，也不知道她有没有乖乖吃药，也不知道她吃了什么药，而那些甜丝丝的味道也成了今时今日有些内疚的反思。后来爷爷也被查出是糖尿病，再后来爸爸也是糖尿病，爸爸的弟弟也是糖尿病。后来，我觉得我自己也被排进了一个很特别的阵营。有一天我们或许都会是糖尿病患者，因为携带相同的基因，糖尿病的遗传倾向是确定的。也或许和正在读信的你一样，我们还算年轻，但是我们同样无法预测未来的走向。当然，还有你们，已经是糖尿病患者的诸位糖友，你们远比我熟悉这三个字意味着什么，将会给生活带来怎样的改变。

2014 年年底，在杨文英教授的建议下，我的爸爸开始正规接受胰岛素注射治疗。换句话说，他每天都要在自己的肚皮上扎一小下。爸爸患糖尿病 20 多年了，最近一段时间的血糖在胰岛素的帮助下非常平稳，并发症也没有出现，我很欣慰。好在做了这行，好在在这行里做了与医学相关的节目，好在遇到了那么多靠谱的医生，好在今天有平台来跟大家分享这些。爷爷奶奶都走了很多年了，回忆起来悲伤遗憾已经少了很多，更多的是平静和想念。很多糖友也是他人的爷爷奶奶，希望您们一定保护好自己的身体，坚信和理智对待"糖尿病治不好但是控制得好"的理念，为了爱你们的家人，一定得乖乖听医生的话，学会管理自己的血糖。而年轻的你们，糖尿病离我们并没有想象中那么远。我们管理好自己的健康，是对家人最大的爱。

做了这么多年的健康节目，糖尿病的话题是我一直很有热情的。无论你会如何抱怨科普的枯燥和无聊，但当亲情和责任加入时，这一切就会变得无比值得投入。感谢尊敬的杨文英教授。愿天下糖友幸福平安。

悦悦

2016 年 1 月 7 日

目 录
CONTENTS

治疗篇　糖尿病可以战胜

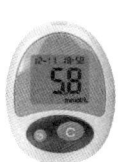

预防篇
糖前期可以逆转

第一章　糖尿病要早认识，才能早预防

糖尿病很"流行"

悦悦：糖尿病是一种很"流行"的疾病，虽然我们一直在做糖尿病预防和治疗方面的科普工作，但是很遗憾，我们国家的糖尿病患病率仍然在逐年上升。我们先请杨主任给大家介绍一下相关的数据吧！我觉得只有让大家了解形势的严峻性，才能真正引起重视，让糖尿病不再"流行"。

触目惊心的糖尿病调查数据

数据还是触目惊心的。糖尿病被称为 21 世纪的"流行病"。我国糖尿病患病率近年一直呈直线升高，中国已经成为世界糖尿病大国，据 2013 年我国卫生部门公布的资料显示，我国成人糖尿病患者人数约 1.14 亿，而 2008 年 20 岁以上的成年人糖尿病总人数是9240 万，糖尿病人群数量的不断增长给家庭和国家的卫生健康事业带来沉重负担。目前，每 10 个成年人里就有 1 个人可能患有糖尿病。

早在 2006 年年底，联合国通过了一项里程碑般的决议，即从 2007 年开始，每年 11 月 14 日的"世界糖尿病日"更名为"联合国糖尿病日"，由民间学术组织提升为政府重视管理的疾病组织。至此，全球抗击糖尿病的号角已经吹响。

糖尿病的流行趋势与经济发展水平明显相关，总的趋势是城市高于农村，而贫困农村的糖尿病发病率最低。据国外权威机构调查，高收入国家中糖尿病患者年龄多数为 60 岁以上，而中低收入国家中糖尿病患者的年龄则偏小一点，为 40 ～ 60 岁。随着经济的发展，人口老龄化，城市化进程和不良生活方式的蔓延，糖尿病患病率将持续快速增长。据专家预测 2030 年全球糖尿病患病人数将超过 5.52 亿。

糖尿病为什么"眷顾"中国人？

过去，中国人的饮食以五谷为主，虽然五谷的主要成分是糖类物质，但过去中国的糖尿病发病率并不高。这是为什么呢？因为糖尿病的真正缘由是总热量摄入过多，加上体力劳动（活动）大幅度下降，现在人们的饮食越来越高能量、高脂肪、高蛋白，好烟酒，少运动，导致我国糖尿病患病率呈爆发式增长。

另外，有数据表明，中国人分泌胰岛素的能力可能较差，在高血糖早期也没有足够的适应能力分泌足够的胰岛素以克服高血糖，以至于高血糖很快进展到糖尿病阶段。因此，中国人患糖尿病的概率会很快上升。

积极预防，让更多人彻底远离糖尿病

糖尿病对身体的损害是多方面的，可引起患者失明、肾功能衰竭、截肢和心脑血管疾病，对患者的健康和生命构成威胁。目前糖尿病所致死亡率仅次于肿瘤、心脑血管疾病。

在实际临床工作中，我经常会遇到一些病情差不多的糖尿病患者，往往因为接受糖尿病教育的差别而治疗结果完全不同，或喜或悲，令人感叹。许多真实的病例和教训让我深刻意识到糖尿病教育的价值。我作为一名临床医生，不仅要"授人以鱼"，还应当"授人以渔"，让更多的人能学会自我预防和调节，让更多健康的人彻底远离糖尿病。

揭开糖尿病的神秘面纱

悦悦： 杨主任说的"授人以渔"真是太好了。我见过一些糖尿病患者，有些人得知自己患上了糖尿病后整天忧心忡忡，产生很大的心理压力；有些人则正好相反，认为反正糖尿病没办法治愈，倒不如及时行乐，对自己不加约束，听之任之。这都是因为对糖尿病的误解而采取的错误对待方式。杨主任，还请您为大家揭开糖尿病的神秘面纱。

糖尿病的历史记载和研究

糖尿病，在中医学中叫作消渴症。早在公元前的医学文献中，就记载过消渴症患者具有口渴、多饮、多尿、尿糖等临床症状，后期患者往往易疲劳、消瘦，这些古代的医学文献还提出体型肥胖与糖尿病的发病有着重要的关系。

19世纪，人们对糖尿病的认识有了明显的进步。1889年，德国科学家约瑟夫·冯·梅林和俄裔德国科学家奥斯卡·明科夫斯基发现摘除了胰腺的狗出现了糖尿病的所有症状，并在不久后死亡。1910年，爱德华·阿尔伯特·沙比—谢弗爵士提出糖尿病患者是因为缺少一种胰腺制造的物质，他将这种物质称为"insulin"（源自拉丁文"insula"，意为小岛，中文译为"胰岛素"）。1921年，加拿大医生班廷、贝斯特以及他们的同事在多伦多大学继续从事提取胰岛素的工作。直到1922年，第一位糖尿病患者得到了一种有效的治疗——胰岛素注射疗法。班廷和实验室主任约翰·麦克劳德因此获得了1923年的诺贝尔生理学和医学奖，这在诺贝尔奖历史上是最快的一次，从发现到获奖只用了两年。随后，胰岛素的生产和使用迅速遍及全世界。

正确看待糖尿病

糖尿病是在遗传因素和环境因素的共同作用下，由于体内胰岛素分泌缺乏和胰岛素抵抗导致的一组以高血糖为特征的慢性代谢性疾病，具有一定的遗传性。其实在临床上，糖尿病的最初阶段是没有症状的，"症状的隐匿性"使得很多糖尿病患者没有得到及时的诊断。

尽管人类与糖尿病斗争了上百年，但时至今日，糖尿病仍是一种无法根治的疾病。糖尿病的慢性并发症一旦形成就难以逆转，这意味着患者对它的治疗和控制将伴随终身。面对糖尿病这一挥之不去的阴影，眼前和今后该怎么办？这是每一位糖尿病患者都无法回避的现实。

对待糖尿病要避免两个极端，既不能失去信心、听之任之，也不能过于担心、成天忧心忡忡。尽管从医学上说目前糖尿病还不能根治，但只要积极预防、早期诊断、早期治疗，生活中多防范，与医生密切配合，将血糖、血压、血脂等各项指标控制好，就可以阻止和延缓并发症的发生，与健康人一样长寿。

糖尿病的四大类型

悦悦：同样是糖尿病，却有不同的类型。1型糖尿病与2型糖尿病有哪些不同？此外，女性在妊娠期易患的糖尿病会对其造成什么样的影响？请杨主任给大家具体讲一讲糖尿病的类型吧！

临床上，糖尿病通常分为 1 型糖尿病、2 型糖尿病、妊娠糖尿病和其他特殊类型的糖尿病。

1 型糖尿病

1 型糖尿病，发病的高峰年龄段是 10 ~ 14 岁，1 型糖尿病的发病与种族、自然环境和社会经济状况有很大关系。总体来讲，亚洲的发病率相对较低。芬兰是全世界 1 型糖尿病发病率最高的国家。世界各地 1 型糖尿病的发病率均有逐渐增高的趋势，但比 2 型糖尿病的增加速度相对要慢。在某些地区，1 型糖尿病的发病与季节有关，秋冬季的发病率相对较高。

1 型糖尿病是由于患者自身的胰岛 B 细胞被破坏，引起胰岛素分泌绝对缺乏，容易发生酮症酸中毒，必须用胰岛素治疗才能获得满意疗效，最终需依赖胰岛素而生存。B 细胞破坏的原因多为自身免疫反应破坏，也有原因不明的；破坏的速度有快有慢。急性发病者从发现症状到酮症酸中毒发病可在一周左右，称为暴发型 1 型糖尿病；有的从症状出现到就诊出现酮症酸中毒在半年之内，这是临床上常见的 1 型糖尿病；也有 B 细胞被破坏的速度缓慢进展，平均从发现高血糖到出现酮症酸中毒阶段经历 3 ~ 5 年，如有明确的自身免疫学标志，临床上称为成人隐匿性自身免疫型糖尿病（LADA）。

1 型糖尿病有几个显著的特点：一是多发生在儿童和青少

年，也可能发生于一生中各个年龄段；二是发病一般比较急骤，口渴、多饮、多尿、多食以及乏力消瘦、体重急剧下降等症状非常突出，有的患者第一次发作即有酮症酸中毒；三是1型糖尿病最终都将无一例外地使用胰岛素治疗。因此，以前1型糖尿病又被称为胰岛素依赖型糖尿病。

2型糖尿病

2型糖尿病是由于胰岛素分泌相对不足，身体对胰岛素的敏感性降低所致。所谓胰岛素分泌相对不足，是指2型糖尿病患者体内产生胰岛素的能力并非完全丧失，有的患者体内胰岛素甚至产生过多，但由于胰岛素的作用效果较差，导致患者体内的胰岛素呈现出一种相对的缺乏状态。前期可以通过某些口服药物来刺激体内胰岛素的分泌，但到后期仍有一些患者需要使用胰岛素治疗。

2型糖尿病患者占糖尿病总患者的90%～95%。2型糖尿病的主要特点有：患病率增加迅猛，发病呈年轻化趋势发展，大量以轻度高血糖和肥胖、血脂异常、高血压为特征的人群成为糖尿病的"后备军"。由于2型糖尿病患者大部分超重或肥胖，多为35～40岁的成年人，因此也叫作成人发病型糖尿病，但其他年龄段也有可能发生。

糖尿病的特征是血糖长时间高于标准值。高血糖会造成"三多一少"的症状：吃多、喝多、尿多，以及体重下降。如果病情得不到控制，可能引发多种并发症：急性的并发症主要有糖尿病酮症酸中毒、非酮症高渗性昏迷、乳酸性酸中毒等，严重的并发症包括心血管疾病、中风、慢性肾脏病，以及视网膜病变等，甚至导致失明、尿毒症、心肌梗死等。

2 型糖尿病的遗传易感性要比 1 型糖尿病强。由于高血糖发展缓慢，许多患者在患病早期因为没有发现典型症状，未能引起足够的注意，以至于患者经过很多年都没有发现，但实际上由糖尿病引发的大血管和微血管病变已经悄悄地发生了。

妊娠期糖尿病

妊娠期糖尿病是指妊娠期发生或首次发现的糖代谢异常，不包括孕前已有糖尿病而现在合并妊娠的情况。

在糖尿病孕妇中，有 80% 以上都属于妊娠期糖尿病，糖尿病合并妊娠的人数不足 20%。根据世界各国的报道，妊娠期糖尿病的发生率为 1% ~ 14%，我国的发生率则为 1% ~ 5%，且近年来有明显增高的趋势。多数妊娠期糖尿病患者的糖代谢水平在生产后能恢复正常，但这部分人在未来患上 2 型糖尿病的风险大大增加。

2013 年世界卫生组织（WHO）对妊娠期新诊断的高血糖的诊断标准和分类如下：

1. 妊娠期间的糖尿病（糖尿病合并妊娠）

妊娠期间任意时间点，满足以下一点即可：

①空腹血糖（FPG）≥ 7.0 毫摩尔 / 升。

② 75 克口服葡萄糖耐量试验（OGTT）后，2 小时血糖 ≥ 11.1 毫摩尔 / 升。

③有糖尿病症状且随机血糖 ≥ 11.1 毫摩尔 / 升。

2. 妊娠期糖尿病

妊娠期任意时间点，满足以下一点即可：

① FPG ≥ 5.1 毫摩尔 / 升且 <6.9 毫摩尔 / 升。

② 75 克 OGTT 后，1 小时血糖 ≥ 10.0 毫摩尔 / 升，2 小时血糖 ≥ 8.5 毫摩尔 / 升且 <11.0 毫摩尔 / 升。

妊娠期糖尿病的诊断标准比以往严格，主要是为了观察妊娠期间胎盘激素变化引起的高血糖对母亲和胎儿的影响。

妊娠期糖尿病令母亲容易发展为 2 型糖尿病，还会造成胎儿宫内发育异常导致的新生儿畸形、巨大儿和新生儿低血糖等，因此一定要引起重视。

什么人容易患妊娠期糖尿病呢？

①怀孕前和怀孕过程中肥胖，尤其是重度肥胖者。

②有 2 型糖尿病家族史。

③以往曾有过妊娠期高血糖和巨大儿分娩史。

④多囊卵巢综合征患者。

⑤反复尿糖阳性者。

⑥孕妇年龄 ≥ 35 岁者。

其他特殊类型糖尿病

其他特殊类型糖尿病，是指由于已知的原发病所导致的慢性高血糖状态。糖尿病是这些原发疾病的一种并发症，主要包括胰腺疾病或胰腺切除引起的胰源性糖尿病、内分泌性糖尿病（如皮质醇增多症、嗜铬细胞瘤、肢端肥大症等）、药物及化学性糖尿病（如糖皮质激素、某些利尿剂等所致的糖尿病）、胰岛素或胰岛素受体异常遗传综合征等所引起的糖尿病。

一些疾病如甲状腺疾病、肾上腺疾病都易并发糖尿病。进行激素治疗的一些药物，如肾上腺糖皮质激素、利尿剂、口服避孕药等也会引发糖耐量异常，发生糖尿病。特殊类型糖尿病，要在医生的指导下治疗，对有明确病因的糖尿病,要注意原发病的治疗。

认识血糖和胰岛素

悦悦： 通过杨主任的讲解，我们知道了糖尿病与血糖和胰岛素有关，但是患者可能会疑惑，血糖和胰岛素异常时患者会有什么样的临床表现？如何知道自己血糖或胰岛素低了还是高了？胰岛素为什么会出现问题呢？

血糖——能量的来源

血糖就是指血液中的葡萄糖。这包括两个层面的含义：首先，血糖只存在于血液之中；其次，血糖绝大多数情况下都是葡萄糖，其他糖类只有转化为葡萄糖并且吸收进入血液以后，才能称之为血糖。

血糖是人体能量的主要来源。人们摄入谷物、蔬果等，经过消化系统转化为单糖（如葡萄糖等），然后被吸收进入血液，再在胰岛素的帮助下被运送到全身细胞，成为能量的来源，这是血糖的主要代谢途径。如果摄入的食物过多，一时消耗不了，那么多余的血糖则会转化为肝糖原和肌糖原储存在肝脏和肌肉中，用于空腹或大量运动时补充能量。肝脏细胞所能储存的肝糖原也是有限的，如果血糖仍有剩余，就会转化为脂肪储存起来。

反过来，当人们所摄入的食物不足以提供人体所需能量时，之前所储存的肝糖原即分解成葡萄糖进入血液，供给人体所需能量。当肝糖原也被消耗完时，储存的脂肪可通过糖异生作用分解成葡萄糖进入血液，以供应能量。

糖尿病治疗的目的就是尽可能地将血糖、血压、血脂、体重等控制在接近正常的水平，防止并发症的发生，延缓并发症的发展。一般情况下空腹或餐前血糖水平为3.9～5.6毫摩尔/升，餐后2小时的血糖值应不超过7.8毫摩尔/升。血糖监测的时间

13

包括全天 24 小时任何时候的血糖，一般来讲，包括空腹血糖、餐前血糖、餐后 2 小时血糖、睡前血糖、随机血糖，必要时加测凌晨 1 ～ 3 点时的血糖等。

有些患者认为停药后的血糖才是真实情况。实际上，检查血糖的目的是检查药物对糖尿病的控制情况，如果停药后再测血糖，这样得出的检测结果不仅不能准确反映病情，还会造成血糖波动及加重病情。

胰岛素——调节血糖的钥匙

在我们的腹部深处有一个非常不显眼的小器官——胰腺。胰腺虽小，但作用却很大，它是我们体内最重要的腺体之一，能产生多种消化酶和激素，在消化和代谢方面发挥着重要的作用。

在显微镜下，胰腺细胞会结成一团团的构造，看起来就像一个个小岛，因此被称为"胰岛"。成人有 10 万～ 30 万个胰岛，每个胰岛都由数个至数百个细胞组成。这些细胞主要分为三种，每种细胞分泌的激素都不相同，其中 B 细胞所分泌的激素就是胰岛素。胰岛素是人体内唯一具有降低血糖作用的一种激素，所以它的作用也显得至关重要。

胰岛素属于一种蛋白质激素。任何蛋白质遇热后都会像煮熟的鸡蛋一样变成固体，而如果遇到胃酸，又会像牛奶经过发酵一样，变成乳酪状，原来所有的功能、药效也就随之失去了。这就是为什么胰岛素只能注射不能口服的原因。

胰岛素像一把钥匙，只有它才能打开细胞的大门，使血液中的葡萄糖顺利进入各器官组织的细胞中，转化为人体所需的能量。如果缺少了胰岛素这把钥匙（胰岛素缺乏），或者这把钥匙生锈了无法正常工作（胰岛素抵抗），那么血液中的葡萄糖就无法进入细胞转化成能量，导致血糖升高，引发糖尿病。

血糖的双向调节

人体的血糖是由一对矛盾的激素调节的，即升糖激素和降糖激素。降糖激素就是胰岛素，升糖激素的种类则很多，包括胰高血糖素、肾上腺素、生长激素、肾上腺糖皮质激素等。当空腹、饥饿及发生低血糖时，肝糖原会在升糖激素（如胰高血糖素）的作用下分解成葡萄糖，释放入血液，升高血糖；当进餐后血糖升高时，胰岛的 B 细胞会适时分泌出胰岛素，促使血糖合成肝糖原储备起来，或者促使血糖进入组织细胞。

因此，正常人的血糖浓度虽然会随着进餐而有所波动，但是在胰岛素的调节下，这种波动会保持在一定的正常范围内，处于均衡状态。

是谁升高了你的血糖？

悦悦：我从一些糖尿病初期患者那里发现，有些患者总觉得糖尿病是因为糖吃多了引起的，杨主任，您说说这种说法科学吗？难道患者患上糖尿病的元凶真是糖吃多了吗？导致糖尿病的因素都有哪些方面呢？

导致糖尿病的元凶不一定是吃糖。那么，糖尿病到底是什么原因造成的呢？我们的胰岛素为什么会出现问题？说起导致糖尿病的元凶，其实有很多，例如先天的遗传因素、后天的生活习惯、环境因素等，都是不容忽视的，所谓"冰冻三尺，非一日之寒"。

家族遗传

1 型和 2 型糖尿病均存在明显的遗传异质性，而 2 型糖尿病的遗传倾向比 1 型糖尿病更加明显。研究表明，有 25% ~ 50% 的糖尿病患者有糖尿病家族史，临床上至少有 60 种以上的遗传综合征伴有糖尿病。

不健康的生活方式

糖尿病是名副其实的"富贵病"，从近年来我国糖尿病患者群的增长数字就可以看出，糖尿病的发病率与老百姓生活水平的提高是成正比的。饮食结构不合理、热量摄入过剩、体力活动严重不足，这些不良的生活习惯都是诱发糖尿病的重要原因。此外，上班族工作压力过大、生活节奏太快，也是糖尿病的诱因。

自身免疫问题

人体有自身的防御机制，可以把外来入侵的异物（病毒、细菌等）、衰老、损伤、死亡、变性的自身细胞组织消灭并清除出去，这种防御机制就是免疫。但是如果免疫系统出现问题，分不清"敌我"，误将身体的正常组织当作"敌人"，发动攻击，就是所谓的自身免疫。自身免疫如果发生在胰腺，就会损害胰岛 B 细胞，这正是大部分 1 型糖尿病的发病机理。

妊娠

有些女性在怀孕之前血糖没有异常，但在妊娠期间血糖突然升高，这一类型糖尿病称为妊娠期糖尿病。

研究表明，妊娠期糖尿病的发病原因与年龄、肥胖、种族、不良生育史和糖尿病家族史等因素有关。高龄产妇、体重超标、有糖尿病家族史的产妇患妊娠期糖尿病的风险更高。而亚洲女性患妊娠期糖尿病的风险要远远高于欧洲女性。

妊娠期糖尿病患者糖代谢多数于产后能恢复正常，但将来患 2 型糖尿病的概率增加，对母儿均有较大危害，必须引起重视。

其他因素

一些特殊类型的糖尿病，即继发性糖尿病是由于已知的原发病导致的慢性高血糖状态。如慢性胰腺炎等胰腺疾病导致的糖尿病，甲亢、库欣综合征等内分泌异常伴发的糖尿病，因胰腺肿瘤进行胰腺摘除手术后引起的糖尿病等。

糖尿病伤你有多深？

悦悦：数据显示，我国是世界上糖尿病患者最多和最严重的国家。这种疾病给患者的生活带来很大的影响，威胁着人们的健康。杨主任您接触过那么多糖尿病患者，请您给我们讲讲这种疾病都有哪些危害？

糖尿病的危害是多方面的，不仅能摧毁人的健康，花光人的积蓄，还会降低人的生活质量，缩短人的寿命。

摧毁人的健康

通常在患病初期，很多人对糖尿病都不太重视，患者除了血糖偏高之外，无其他明显症状，因此患者容易放松警惕，对病情放任不管，于是持续的高血糖就会悄悄侵蚀患者的血管和神经，引起其他器官病变，从而导致严重的急性、慢性并发症。

糖尿病并发症严重威胁着糖尿病患者的生命安全，对糖尿病患者来说，最大的隐患就是各种并发症。急性并发症往往来得很突然，容易抢救不及时，导致患者死亡。急性并发症以酮症酸中毒、非酮症高渗性昏迷最为常见。

糖尿病的并发症可达百种以上，主要有：

①肠胃功能紊乱（大便干稀不定）。

②眼病（视力模糊、眼底出血、视网膜病变及脱落、白内障等）。

③脑血管病（脑动脉硬化、脑出血、脑血栓、失眠）。

④心血管病（冠心病、心律不齐、心跳过速等）。

⑤肾病（尿蛋白、肾炎、肾衰竭、尿毒症等）。

⑥神经末梢病变（手脚麻木、发凉、神经疼、关节疼等）。

⑦糖尿病足（下肢溃疡、坏疽等）。

防治糖尿病并发症成为治疗糖尿病的核心和重点。

花光人的积蓄

近年来，随着糖尿病发病率的不断上升，糖尿病患者用于治疗糖尿病的费用也越来越多。据 2012 年《全国糖尿病经济负担调查白皮书》统计，糖尿病治疗 5 年以上的患者占 57%，治疗超过 10 年的患者占 26%，而且，大多数患者一经诊断为糖尿病，基本是终身疾病，需要进行长期的药物治疗和控制。其中，每年花费 5 000 元以上的占 40%，2 000 元以下的占 22%。

在我国，糖尿病的治疗费用虽没有明确的统计，但根据以往的调查，糖尿病治疗费用至少占全国医疗支出的 5% 以上，对于国民经济来说也是不小的负担。

糖尿病现在有一些基本药物价格是适中的，比如双胍类药物、磺脲类药物、二肽基肽酶－4（DPP-4）抑制剂类药物甚至胰岛素，都是不贵的，其价格也在逐年下降。这些基本药物可以使血糖得到很好的控制，但是现在还有一些新开发的药物，因其在研发过程中使用了新的医学技术并申请了专利，所以通常费用会较高一些。对于经济承受能力有限的患者来说就是一笔不小的费用。此外，由于糖尿病并发症的治疗费用很高，"因病致贫"的现象越来越严重。

降低生活质量

患者在治疗过程中因受身体健康和经济费用双向的影响，精神压力巨大，生活质量必然下降。

由于糖尿病患者在饮食方面要多加注意、严格要求，因此患者在生活中将会失去很多乐趣。由于糖尿病并发症可能会对患者致残，因此会对患者的生活与工作带来困扰和不便。与此同时，对患者家属也是一种巨大的压力。据权威统计，糖尿病患者得抑郁症的概率高达 30% ~ 50%。

缩短人的寿命

据世界卫生组织统计：糖尿病患者死亡率最高的为心脑血管病变，占 50%；其次是肾病，死亡率为 10% 以上；95% 以上的糖尿病患者会并发视网膜病变，是四大致盲原因之一；糖尿病造成的截肢占非外伤性截肢的 85% 以上。世界卫生组织还指出，在大部分发展中国家，糖尿病已成为许多居民早逝的主要原因之一。有数据显示，糖尿病可使患者寿命平均缩短 10 年左右。

尽管糖尿病可能引发各种并发症，但只要及时干预，完全可以起到预防并延迟并发症的效果，尤其要改变现代人"出门就打的，进门找电梯"的生活方式，更要改变吸烟、运动少、饮食不合理、精神紧张等不良生活习惯。

糖尿病治疗：把握"五驾马车"

> **悦悦：**我做过很多期关于糖尿病的节目，糖尿病的治疗方法主要包括药物、饮食、运动三个方面。这是不是就是糖尿病治疗的全部呢？

悦悦说得没错，不过除了药物治疗、饮食治疗、运动治疗之外，糖尿病的教育以及病情的监测也是糖尿病治疗过程中不可忽视的部分。糖尿病教育、饮食治疗、运动治疗、药物治疗和病情监测被并称为糖尿病治疗的"五驾马车"。

糖尿病教育

糖尿病是我国的高发疾病，是一种终身疾病，其慢性、急性并发症和合并症严重危害患者的身心健康，已成为当今重要的社会公共问题之一。可以说，控制血糖是一场持久战。然而，据2012年中华医学会的调查发现，我国糖尿病患者中约有60%

的人没有得到及时、有效的糖尿病教育和治疗。

　　糖尿病患者通常会出现焦虑、恐惧、抑郁等心理问题。沉重的心理负担会给患者带来负面影响，导致患者的免疫力降低、内分泌失调。如果糖尿病患者得不到良好的教育，不了解糖尿病知识、治疗方法及预防措施，不能很好地控制血糖，就会导致严重的并发症。

　　糖尿病教育，绝对不是简单地解决高血糖，更要传递一种健康的生活观念。科学持续的教育，不仅可以帮助患者建立良好的生活方式，控制患者的血糖，提高患者的自我控制能力，还能减缓各种慢性并发症的发生，减少降糖药物的用量。

　　对于每位糖尿病患者，医护人员应全面了解和掌握其个人基本情况，包括吸烟、饮酒、饮食、运动、作息、用药、血糖监测、心理状态等基本信息，针对不同的患者制定不同的教育计划，要向每位患者讲解糖尿病的预防、发病原因、症状、控制方法、自我检测以及糖尿病并发症对身体所造成的危害，使每位糖尿病患者对自己的病情、治疗和控制有一个正确的认识和理解，提高对糖尿病的重视程度，让患者主动自觉配合治疗，正确进行自我监测，从而提高生活质量。

饮食治疗

　　被诊断为糖尿病或糖尿病早期的患者，医生往往要求其进行饮食治疗。可为什么要进行饮食治疗？应该如何进行饮食治疗？许多患者对此并不特别了解。

许多糖尿病患者都会为饮食而犯愁，尤其是逢年过节时，既想跟家人共享美酒佳肴，又担心血糖升高而左右为难。其实，只要糖尿病患者掌握好饮食秘籍，就可以愉快地度过每个佳节。

对于糖尿病患者来说，合理的饮食是治疗糖尿病的先决条件，也是最重要、最基本的一环。患者虽然不能在饮食上随心所欲，但必要的热量和全面的营养也同样十分重要。如何让糖尿病患者既享受口福又利于病情控制，这里面有很多学问。

饮食疗法应科学合理，不可太过与不及，既不能主观随意，也不能限制过严。轻型糖尿病患者以食疗为主便可以达到良好的效果。中、重型糖尿病患者也要在饮食疗法的基础上合理应用运动疗法和药物疗法。饮食控制得好，口服降糖药或注射胰岛素才能发挥好疗效。否则，一味依赖药物治疗而忽略食疗，临床很难取得良好的效果。

饮食疗法应根据患者的病情随时调整、灵活掌握。科学的饮食习惯，可以减轻胰岛负担，使血糖、血脂达到或接近正常值，并防止或延缓并发症的发生与发展，使成人能从事各种正常的活动，儿童能正常地生长发育，肥胖者可以减少能量摄入，消瘦者可以增加体重、增强体质。

运动治疗

祖国医学很早就认识到运动对糖尿病康复的重要性，隋代的《诸病源候论》、唐代的《外台秘要》都记载了消渴病的体育运动疗法。此后，历代医家也都有论述。到 18 世纪中叶，国外的一些著名医学家也开始主张糖尿病患者应做适当的体力活动，有些轻型糖尿病患者只坚持体育锻炼并结合饮食控制即能达到代谢控制。

常言道"生命在于运动"，运动是战胜各种疾病、促进身心健康的法宝，对于每个人都是有益的。那么糖尿病患者不禁会问：运动会引起低血糖吗？糖尿病患者的运动强度究竟多大才合适呢？其中的度该如何把握？

运动作为治疗糖尿病的"五驾马车"之一，在糖尿病患者的抗糖路上起着非常重要的作用。病情较轻的糖尿病患者在坚持运动治疗的同时，配合饮食治疗便可取得满意的疗效。采用药物治疗的患者，科学的运动疗法可以为其增加热量消耗，减少脂肪堆积，减轻体重，改善脂类代谢，增加胰岛素的敏感性，改善血糖、血压、血脂，保证各组织器官的正常功能，提高患者的生活质量，同时还给患者带来生活的自信心和乐趣。

需要注意的是，糖尿病患者的运动量、活动方法等都是很有讲究的，不是所有运动都能降血糖。与健康人的运动不同，糖尿病患者在运动时要特别注意，尤其是老年患者，应禁忌负重憋气使劲儿、疲劳带病运动、运动后马上睡觉或就餐。如果患者运动量过大或过于激烈，又刺激机体的应激反应，导致儿茶酚胺等对抗胰岛素作用的激素分泌增多，反而会使血糖升高，甚至诱发糖尿病酮症酸中毒，不利于控制糖尿病病情。

所以，患者应在医生的指导下，根据年龄、自身病情、体质，合理安排运动方式。遵循运动疗法的原则：因人而异，量力而行，循序渐进，持之以恒。

药物治疗

患者应该坚信，糖尿病虽然不能根治，却可以完全控制。有很多患者该就医时不就医，对病情绝望或毫不在乎，导致错失了治疗的大好时机，非常令人惋惜。在这里，我要提醒患者不要讳疾忌医，应及时到正规医院就诊，在医生的指导下合理服用药物。

糖尿病的治疗药物主要分为四大类型：

1. **口服降糖药**。不同类型的口服液，其作用机制、适应证和使用方法均不同。

2. **胰岛素**。这是目前最有效的降糖药物，通过胰岛素起始或强化治疗，可以有效控制高血糖，从而保护和修复患者自身胰岛功能，延迟糖尿病并发症。

3. **中药**。客观说中药的降糖效果不是很理想，但在改善患者症状和防止并发症方面有着不一样的优势。

4. 其他辅助药。糖尿病患者往往同时患有高血压、血脂异常等，需要配合相关药物进行全面控制和治疗。

由于口服降糖药使用方便，大部分 2 型糖尿病患者更愿意接受口服降糖药进行治疗。

有些糖尿病患者不能正视"不能根治"的现实，总去四处打探，急不择医，希望能找到一些根治糖尿病的偏方或秘方，结果却被一些虚假广告和江湖骗子误导、欺骗，导致延误病情、浪费钱财，甚至危及生命。再次提醒患者，应去正规医院就诊，坚持科学用药，定期复查，才能使病情得到完全控制。

病情监测

糖尿病患者应懂得自我病情监测，光用药不监测，是控制不好糖尿病的。糖尿病之所以可怕，是因为它能引起各种急性、慢性并发症，患者通常会因为血糖高而影响到全身各个器官，因此非常有必要定期做全面体检，有助于早期发现并发症，早预防早治疗。

患者定期检查的项目主要有两大类：一类是与代谢相关的生化检查，如血糖、糖化血红蛋白等；另一类是与并发症相关的检查，如视力、体重、血压、血脂、微量白蛋白尿、肾功能，以及大血管病变、心脏和脑血管等检查。大血管病变的早期筛查很重要，它是透视全身大血管病变的窗口，可以使用 B 超探测双侧颈动脉、下肢动脉血管，发现是否已经有内膜增厚、斑块收缩的情况；如果有心绞痛症状的应及时检查心脏；如果有头晕等症状的则应该检查一下脑血管。

关于糖尿病的几点认识

血糖降得越快越好吗？

悦悦：很多糖尿病患者视高血糖为"敌"，恨不得让血糖立刻降下来，却不知道血糖下降过快也是有危险的。杨主任，请您给大家纠正一下这种错误的认识吧！

悦悦的确提出了一个常见的误解。大家都知道血糖升高是糖尿病最基本的特征，高血糖状态的危害性是极大的。面对高血糖状态的威胁，糖尿病患者的当务之急是如何安全、有效地降低血糖。很多患者以能不能快速地控制高血糖作为糖尿病治疗好坏的标准，认为能快速控制血糖的治疗方案就是好的，而血糖降低的速度慢就是治疗效果不好，这种观点实际上是不科学的。血糖降得太慢不行，太快也会导致低血糖反应。血糖降得太快的危害主要有以下几方面：

1.**造成视物模糊**。血糖快速下降使血液渗透压下降，血液中的水分向周围组织转移，当眼球内组织水分增加，眼球屈光度发生改变时，就会出现视物模糊。

2.**引发低血糖反应**。轻度低血糖可引起患者交感神经兴奋，出现心慌乏力、头晕眼花、脸色煞白、出冷汗等，即低血糖反应。

3.**令血糖忽高忽低**。低血糖可引起胰岛素的拮抗激素如肾上腺素、生长激素、胰高血糖素等的分泌增加，导致反跳性高血糖，使血糖忽高忽低，对糖尿病控制不利。

4.**损伤脑细胞**。脑组织主要依靠血液中的葡萄糖供给能量，多次反复发作的低血糖可损伤脑细胞，引起记忆力减退、反应迟钝，甚至痴呆。

5.**导致心肌梗死**。低血糖使糖尿病患者尤其是老年糖尿病患者的心脏出现供能、供氧障碍，导致心动过速及心律失常，甚至心肌梗死。

总之，降血糖要既安全又有效，既要使血糖长期控制到或接近于正常的范围，又要避免因血糖下降过快、过急而导致低血糖或其他严重事件。循序渐进、平稳降糖最关键。

血糖为何居高不下？

悦悦：有些糖尿病患者采取了多种降血糖措施，但每次检测血糖总是很高，这是为什么呢？

这个问题回答起来比较复杂。影响血糖的因素有很多，涉及饮食、运动、心理、药物使用、自我监测等各个方面，同样是血糖升高，原因却各不相同，既可能是单一因素，也可能是多种因素，具体到每位患者身上又不尽相同。

血糖控制是一项系统工程，无论在哪个环节出了问题，都会影响对血糖的控制，因此要根据每位患者的具体情况具体分析，这也是我反复强调患者要到正规医院就诊的原因。只有医患合作，找准原因，因人而异，对症下药，才能使血糖达到满意的控制效果。

别不拿餐后高血糖当回事

> **悦悦**：很多糖尿病患者都坚持自己在家监测空腹血糖，而且空腹血糖也控制得不错，但有的患者还是会出现这样那样的问题，这是为什么呢？

悦悦所说的监测空腹血糖只是血糖监测的一个方面，其实还有另一个指标——餐后血糖。经常有患者询问我：为什么看门诊时不仅要监测空腹血糖，还要监测餐后两小时血糖？这就涉及一个问题：了解餐后血糖对于糖尿病治疗到底有什么作用？

正常人三餐后血糖升高的时间很短，一般餐后 2 小时应回落到接近空腹状态。如果餐后两小时血糖仍然较高，不能下降到正常水平，将造成对组织的损害。糖尿病的血糖诊断点之所以使用空腹血糖和餐后 2 小时血糖水平，也是因为在长期的临床观察研究中，餐后 2 小时血糖和空腹血糖一样，可以独立预测糖尿病性微血管病变的发生。

此外，通过对中国糖尿病人群的研究发现还有一个特点，在高血糖人群中，无论是糖尿病前期还是糖尿病阶段，单纯餐后 2 小时血糖增高，而空腹血糖并未达到糖尿病标准的人群比例很大，糖尿病前期空腹血糖 <6.1 毫摩尔 / 升，但 OGTT 后 2 小时在 7.8 ~ 11.1 毫摩尔 / 升的人占 70%；新诊断的糖尿病中，空腹血糖 <7.0 毫摩尔 / 升，OGTT 后 2 小时 ≥ 11.1 毫摩尔 / 升的，也高达 50%。所以监测餐后高血糖对我国糖尿病人群更为重要。

据国外权威机构调查显示，糖尿病心肌梗死的发病率和病死率与餐后血糖有关，而与空腹血糖关系不明显。因此，千万不要忽视餐后高血糖的检测与控制。

哪些人最需要进行餐后血糖检测呢？鉴于大部分人不会进行餐后血糖检测，因此我建议糖尿病或者糖耐量异常高发人群要进行餐后血糖检测，例如 45 岁以上者、有糖尿病家族史者、体型肥胖者、三高人群等，他们发生高血糖尤其是餐后高血糖的比例更高，这些高危人群建议应该去做糖耐量试验，检查餐后 2 小时血糖。

血糖怕"坐过山车"

悦悦：刚刚您讲过了监测餐后血糖的重要性。我知道有些糖尿病患者，吃过饭后血糖就会明显上升；还有的人血糖会突然降低。这种像坐过山车一样忽高忽低、起伏波动的血糖，危害性应该更大吧？

是的。近年来研究表明，糖尿病慢性并发症的发生与发展不仅与整体血糖水平的升高相关，而且与血糖波动性也有密切的关系。

造成血糖波动最主要的原因是餐后血糖的升高（医学上也称为"餐后血糖漂移"），餐后高血糖对血管的损害明显大于稳定、持续的高血糖。还有一个原因是胰岛素和口服降糖药使用不当引发低血糖，造成血糖波动。

血糖大幅波动比血糖持续性增高对血管的危害更大。临床研究表明，血糖波动性越大，慢性并发症就越容易发生，血糖反复波动容易导致低血糖频繁发生，交感神经兴奋性异常增高，从而导致心脑血管疾病的发生，甚至死亡。

为了减少糖尿病并发症，我们更应该关注血糖的波动，尽可能减少餐后血糖的漂移和低血糖的发生。为此，近年来提出了"精细降糖，平稳达标"这个新治疗理念，不仅要对血糖总体水平进行控制，更要对血糖波动性进行控制，不可忽视对血糖平稳的要求。只有全方位地控制各种危险因素，控制好血糖波动，才能延缓糖尿病慢性并发症的发生。

久病未必能成医

悦悦： 有些叔叔、阿姨特别固执，觉得自己"久病成医"，根据自己的经验和某些广告的鼓吹给自己开药方，觉得这样既省去了跑医院的麻烦，又可以省钱。杨主任，请您以医生的身份告诉这些患者，久病真的能成医吗？

对于悦悦说的这些患者，我们也觉得很无奈。在现实生活中，我们经常会耳闻一些形形色色的糖尿病"治疗方案"，有些糖尿病患者认为自己久病成医，凭着自己的少许经历或道听途说来的"秘诀"，不去医院治疗，而在家里自诊自医。

然而，任何疾病的患者久病真能成医吗？一个人长期生病，看病服药，自然懂得一点儿医药方面的知识，甚至说起自己的病情缘由和发展过程来也头头是道。但是，医学是一门博大精深的科学，作为医生，不仅需要有生理、病理、药理等方面的基础知识，还需要有精湛的医术和丰富的临床经验，才能正确诊断用药。久病的人，只不过对自己所患的疾病有浅显的认识，就开始自我诊断、治疗，那就很可能耽误病情，甚至造成严重后果。如果给别人提供类似的药方和建议，则有可能误导他人。

我们提倡患者要懂得自我监测和控制，但并不等于自诊自医。糖尿病治疗，特别是药物治疗环节，一定要在正规医院专科医生处方指导下，循序渐进地进行，不能急躁冒进，避免因治疗不当给自己的健康带来不必要的伤害，更不能一知半解地建议他人用药治疗，以免自误误人。

第二章　认识糖前期，预防糖尿病

你离糖尿病有多远？

> **悦悦**：我们在讲糖尿病，好像只是糖尿病患者的事，只有糖尿病患者需要看，没有糖尿病的人就不需要看。事实上，糖尿病的预防更加重要。由于糖尿病早期的时候没有什么感觉，很多人都没意识到，而一旦发现则为时已晚。杨主任，请您讲一讲哪些人是糖尿病的高危人群？我们到底离糖尿病有多远？

悦悦提出的糖尿病预防的确非常重要。我先说一些数字。

每 10 个人中至少有 1 个人是糖尿病患者

在过去的二三十年间，我国经济得以快速发展，大众的生活水平越来越高，然而很多疾病的患病率却也在逐年增高，糖尿病就是这样一种"富贵病"。

那么，我国糖尿病的形势到底有多严峻？我可以告诉你几个数字：我国 1980 ~ 2013 年，糖尿病患者增加到 1.14 亿人。我国成人糖尿病患病率已接近 10%，意味着平均每 10 个人中就有 1 个人患有糖尿病。由此可见，糖尿病离我们是如此之近！更让人生畏的是，许多血糖已经超标的人竟不自知，诊断率仅为 40%，处于糖尿病危险边缘的人群更是难以发现自己的病情。

糖尿病的高危人群

糖尿病是一种由遗传和环境因素相互作用而引起的常见病，以高血糖为主要标志，常见症状有多饮、多尿、多食以及消瘦等，其发病与家族遗传性、饮食习惯、运动习惯、吸烟饮酒、精神状态等因素都有关系，高危人群的发病率相对较高。那么，哪些人更容易得糖尿病？哪些人是糖尿病的高危人群呢？

1 型糖尿病多发生于青少年，患者多依赖外源性胰岛素补充以维持生命。2 型糖尿病多见于中老年人，表现为机体对胰岛素不够敏感，即胰岛素抵抗或胰岛素分泌缺陷。

不同人群的糖尿病种类有：新生儿糖尿病、小儿糖尿病、青年人中的成年发病型糖尿病、妊娠期糖尿病、老年糖尿病。

以下是糖尿病的高危人群，需要提高警惕：

1. **血糖已经出现轻度升高的人。**有的人是空腹血糖偏高，有的人是餐后血糖偏高，这类人需要警惕，他们患糖尿病的风险较高。

2. **有家族遗传史的人**。父母一方或双方患有糖尿病，子女患病风险是普通人群的 2 ~ 4 倍。

3. **40 岁以上者**。不论有没有糖尿病遗传因素，40 岁以上人群得糖尿病的概率比年轻人多。

4. **肥胖者（尤其是腹型肥胖者）**。肥胖是患糖尿病的一个很重要的因素，此类人平时久坐，运动少，饮食结构不合理（高糖高脂类食物摄入过多），体重指数（BMI）超过 24（超重），甚至超过 28（肥胖），易患糖尿病。〔体重指数 BMI= 体重（千克）/ 身高（米）的平方〕

5. **高血压患者**。即使血糖不高，但是既肥胖又处于易患年龄段者，也很容易得糖尿病。"三高"（高血压、高血脂、高血糖）人群患病风险最高。脂肪肝、冠心病、冠状动脉多支血管病变、曾患胰腺疾病和急性胰腺炎患者，都是糖尿病的高危人群。

6. **特殊女性**。包括年龄超过 30 岁的妊娠妇女；有妊娠糖尿病史者；曾分娩大婴儿（出生体重超过 4 千克）；有不能解释的滞产者；有多囊卵巢综合征的妇女。

7. **特殊用药者**。长期服用抗精神病药物、抗抑郁药物者，或使用一些特殊药物者，如糖皮质激素、利尿剂等。

以上提到的几种情况，如果出现其中之一或多个，都属于糖尿病的高危人群。这类人千万不要马虎大意，每年至少要进行两次胰岛功能检测（C 肽分泌试验），确保早诊断早治疗。

两类高危人群需特别注意

1. **肥胖者**。从临床上看，肥胖者是糖尿病最大的高危人群。肥胖型糖尿病患者，通常具有高血糖、高血脂、高血压等"三高"特征，常规的运动、饮食、用药等内科治疗方法对他们的效果不是很明显。因为肥胖糖尿病患者很难将身体指标恢复到正常水平，所以除了要控制糖尿病病情，还需相应地控制肥胖，只有先让体重指数达到正常，治疗起来才更容易、更有效。

肥胖的判别有两个指标：体重指数、腰围。通常认为，男性腰围 ≥ 90 厘米、女性腰围 ≥ 85 厘米，便属于肥胖了。肥胖可以引起多种疾病，如糖尿病、胰岛素抵抗、血脂异常、高血压、睡眠呼吸暂停、痛风等。因此，预防糖尿病首先要对肥胖引起足够的重视。肥胖者在日常生活中应注意少吃、多动，并定期筛查空腹血糖。

2. **儿童和青少年**。提到糖尿病，我们总是认为这是一种中老年人的常见病和多发病，很少有人会把它和孩子联系在一起。可如今，糖尿病已开始趋向低龄化。据统计，我国糖尿病患者数量居世界第一。近年来，儿童、青少年糖尿病的发病率显著增加，成为诊治糖尿病的一个新群体。为什么中老年人常患的病孩子也开始中招了？家长应如何让孩子远离糖尿病的侵袭？

现如今，年龄小于 12 周岁、体重超过 60 千克的小胖墩儿比比皆是。现在孩子的学习压力大，课余辅导多，运动时间少，自控能力差，缺乏饮食控制和体育锻炼的自觉性和毅力，父母们因担心孩子的营养不够全面，一味纵容孩子吃一些高脂肪、高蛋白的食物。不健康的饮食习惯和生活习惯，超负荷的学习和缺少体育运动，导致孩子逐步出现身体发胖、高血压、高血脂、脂肪肝等，这些都是儿童和青少年患糖尿病概率不断增加的重要原因。

作为家长，应提倡孩子养成健康的生活习惯，如合理饮食、适量运动、远离烟酒、心态调整等。此外，家长要多带孩子做定期检查，尤其是肥胖型孩子，一旦诊断出糖尿病初期症状，应及早控制和治疗，让孩子度过一个健康的童年和青春期。

糖尿病的诊断标准

悦悦：说到预防，就一定要让大家了解糖尿病的诊断标准，出现哪些症状、达到什么数值，可以诊断为糖尿病？请杨主任给我们讲一讲吧！

诊断糖尿病的主要标准是血糖

糖尿病是一种以血糖升高为主要特征的全身代谢紊乱疾病，一旦患上会给患者带来极大的伤害，所以了解糖尿病的诊断标准，及早发现、及早治疗，显得十分重要。

诊断糖尿病的主要标准是血糖水平。一般情况下，"三多一少"（多饮、多食、多尿、体重减轻）是糖尿病的典型症状，但科学地诊断糖尿病，必须以血糖值为依据。

糖尿病诊断主要包括三个方面：判断是否为糖尿病，判断是哪种类型的糖尿病，判断有无糖尿病并发症。

目前糖尿病的诊断标准仍然采用 1990 年世界卫生组织提出的标准：

正常血糖：空腹血浆血糖 <6.1 毫摩尔 / 升和 OGTT 后 2 小时血糖 <7.8 毫摩尔 / 升。

1. 如果已经有典型的糖尿病症状（如三多一少），随机血糖 ≥ 11.1 毫摩尔 / 升。

2. 如果没有糖尿病症状，使用 OGTT 方法。

①空腹血浆血糖 ≥ 7.0 毫摩尔 / 升。

② OGTT 后 2 小时血糖 ≥ 11.1 毫摩尔 / 升。

上述两条标准只要符合一条，并且是在非应激状态（如发烧、急性病等）下，隔周重复测量一次，两次测得的血糖值均符合上述标准，则可以诊断为糖尿病。

需要补充说明的一点是，在正常血糖值和糖尿病血糖值之间还有一个中间阶段，这就是我们后面要着重讲的糖尿病前期。

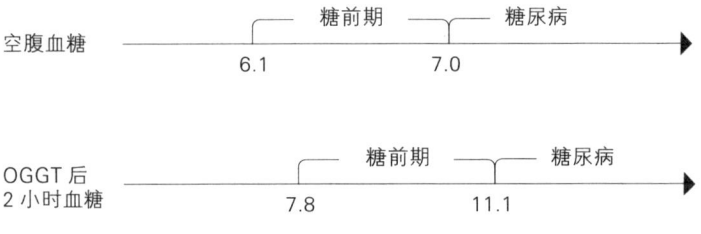

单位：毫摩尔 / 升

血糖和尿糖的关系

正常情况下，血中的糖类物质通过肾脏时，先由肾小球滤出到肾小管，然后肾小管再把滤出的糖分吸收到血液中，才能保证血液经过肾脏循环，滤出有毒物质，吸收营养成分。血糖到达肾脏能否百分百被重吸收回到血液，与血中糖的水平有关，一般在 8.96 毫摩尔／升以下时血糖都能再吸收到血液中来，这在医学上称为"肾糖阀值"，通俗理解为血糖吸收的阀门。

糖尿病患者的血糖远远高于肾糖阀值，经常 ≥ 8.96 毫摩尔／升，超过了肾小管的吸收能力，即使努力提高吸收水平，但也是有限的，所以就会有大量尿糖出现。早期没有血糖监测手段时，也使用尿糖评估。现在有了血糖仪，血糖的监测更加方便、可行，准确性也更高，所以现在已经不再用尿糖评估血糖水平了。

还有一种情况，有的人血糖正常，但尿糖呈阳性，被称为"肾性尿糖"，这是因为他的肾小管吸收糖的能力有缺陷，肾糖阀值比正常人低，并不属于糖尿病。因此，在这种情况下，如果仅用尿糖来判断就会造成误诊。

总之，大家记住，糖尿病的诊断标准是看血糖，而不是尿糖，应以空腹和餐后 2 小时的血糖检查结果为唯一正确的诊断依据和标准，尿糖检查仅可作为参考。

糖耐量低减：糖尿病前期的危险警报

> **悦悦**：杨主任，有一位患者说，体检时发现血糖偏高，被诊断为糖耐量低减。请问什么是糖耐量低减？糖耐量低减是糖尿病吗？应该怎么治疗？

糖耐量低减严格意义上说还没有达到糖尿病的诊断标准，但它却是警示患者即将发展为糖尿病的阶段，我们称之为糖尿病前期。告诉大家一个惊人的数字：我国糖尿病前期的人群正在以每年 8% ~ 10% 的速度发展为糖尿病。

什么是糖耐量低减

人体糖耐量，通俗地说就是人体对葡萄糖的耐受能力。专科医生通常会对疑似糖尿病患者进行糖耐量测试，如果糖耐量试验服糖后 2 小时血糖为 7.8 ~ 11.1 毫摩尔 / 升，表明机体糖耐量能力减低，也就是说身体对糖的吸收和利用比正常人差了。

处于糖耐量减低阶段的人不会有明显的不适感，但如果细心留意，还是能够发现征兆，提前预警：有些人的饭量特别大，而且不能耐受饥饿。比如早晨吃过早饭，有的人不吃午饭也能挨到晚上，但有的人中午到了点不吃饭就饿得心慌、出汗、哆嗦，这些现象高度提示你有可能血糖已经不正常了。

哪些人需要特别注意糖耐量异常

以下提到的人群，需要高度关注：

1. 有糖尿病家族史的人要注意，如果父母这一辈，甚至同胞兄妹这一辈有糖尿病，要警惕自己有可能发生糖耐量异常甚至糖尿病。

2. 年龄也是一个很大的危险因素，建议 40 岁以后要关注自己的血糖，不管有没有家族史，每年空腹血糖查体的时候，或者每年做一些肝功、肾功检查的时候都要关注空腹血糖的点，如果超过 5.6 毫摩尔／升，应该做进一步的检查。

3. 如果有家族史又比较偏胖，就很容易血糖不正常。

4. 高甘油三酯的人非常容易同时合并血糖异常，如果你的历次检查中大夫曾经说过你的甘油三酯高，要特别注意检查血糖。

5. 高血压，比如血压在 140／90 毫米汞柱以上，而且持续偏高，这种人也容易发生血糖不正常。

6. 有些人经常坐着，不爱动，每天工作的时候坐着，回家仍然还是坐着。久坐族如果年龄超过 40 岁，就应该注意检查自己的血糖。

7.如果女性怀孕期间血糖不正常，或者虽然没有查过血糖，但生出的孩子超过 4 千克，这种人今后发生糖耐量异常、糖尿病的风险也特别高。

糖尿病前期的绝地反击

我曾经带领全国的糖尿病专家队伍做过一个调查：中国 20 岁以上人群有 15% 都处于糖尿病前期状态，即糖耐量低减阶段，但是因为几乎没有什么异常症状，所以很多人察觉不到。这个阶段是介于正常跟糖尿病之间的过渡阶段，它有个最大的特点：如果好好管理，血糖可以转为正常，逃脱糖尿病的魔咒；但如果不好好加以管理，任由其发展下去，就会转为糖尿病。因此，糖尿病前期是患者发起绝地反击的最后机会，把握好这个机会，就可以逆转病情，远离糖尿病的深渊；而错过了这个机会，就要一辈子与糖尿病相伴了。

一般来说，糖耐量低减的人应用饮食和运动进行调节，无效时才会介入药物治疗。现在市面上常见的针对糖耐量低减的药物被称为抗高血糖药物，常用的有二甲双胍、噻唑烷二酮类药、α－葡萄糖苷酶抑制剂等。这些药物主要是分别通过改善胰岛素抵抗，增加患者的葡萄糖移出率及胰岛素敏感指数，并降低空腹及餐后胰岛素水平。通过减慢双糖和淀粉类复合糖转变为葡萄糖，从而降低餐后高血糖。

正常人每日盐摄入量应该在 6 克左右，糖耐量低减的人则应该控制在 5 克以内。其实所有的调味料都应该尽量少放，过重的调味会促进食欲，增加摄入的糖分，不利于血糖的控制。

糖尿病可以预防吗？

悦悦：除了您说的要警惕糖耐量低减以外，预防糖尿病还可以从哪些方面入手？

三级预防：守好糖尿病的三道防线

大部分糖尿病是有可能预防的，医学上关于糖尿病的预防称为三级防线。

1. **一级预防**。一级预防是预防不是糖尿病的人发展成糖尿病。主要预防人群是糖尿病高危人群，预防的方法以科学合理的生活方式为主，如果坚持好，可以将糖尿病发病风险降低 50% 左右。无效者也可以使用药物，如糖苷酶抑制剂和二甲双胍类等。需要用药者应该咨询专科医生。

糖尿病是一种非传染性疾病，虽存在一定的遗传因素，但关键是生活因素和环境因素。热量过度摄入、营养过剩、肥胖、缺少运动是发病的重要原因，控制体重可以预防糖尿病。热量摄入适当，低盐、低糖、低脂、高纤维、维生素充足，是最佳的饮食配伍。要杜绝一切不良习惯，戒烟和少饮酒。糖尿病高危人群尤其要加强预防和监测，应该将血糖测定列入常规的体检项目，即使一次正常者，仍要定期测定血糖。凡有多饮、多食、多尿、体重下降、皮肤感觉异常、性功能减退、视力不佳、白内障等症状者，更要及时到医院测定和仔细鉴别，以期尽早诊断，争得早期治疗的最佳时机。一级预防是糖尿病最重要的预防阶段。

2. **二级预防**。二级预防是在确诊患有糖尿病后预防有关并发症的发生。因为糖尿病并发症有和血糖相关的特征性病变，如糖尿病相关的微血管病变，包括眼底视网膜病变和肾病，所以长期把血糖控制在理想水平非常重要，可以最大限度地减缓眼病和肾病的发生和发展。另外，糖尿病还非常容易引发大血管病变，如心脑血管和四肢血管疾病。这些并发症发生的危险因素除高血糖外，还有高血压、血脂紊乱、肥胖和凝血机制异常，因此还需将多种危险因素共同控制才能延缓。

3. **三级预防**。三级预防的目的是延缓糖尿病慢性合并症的发展，避免因并发症的功能减退而危及生命。因此，要对糖尿病慢性合并症加强监测，做到早期发现，而到了晚期，疗效往往不佳。早期诊断和早期治疗常可预防并发症的功能下降，使之维持基本的生理需求，使患者能够尽量延长寿命。

糖尿病并发症发生后，治疗费用会大幅度增加，主要是对各种并发症的治疗、住院等费用。但为了避免这些并发症造成的组织器官功能下降后的致残、致死，坚持长期、合理的治疗还是非常必要的。

总之，如果你是一个健康的人，那么就要规范你的生活，保持健康的生活方式，这是最重要也是最牢固的一条糖尿病防线，否则，就有可能成为未来的一名糖尿病患者；如果你已经是个糖尿病患者，也不必悲观，只要保持乐观心态，积极配合治疗，长期良好控制，就可以防止和有效延缓糖尿病慢性合并症的发生和发展。

常规的糖尿病预防措施

1. **合理饮食**。糖尿病高危人群平时的食物成分要合理，要多吃蔬菜，避免高脂肪饮食，保证合理体重。饮食不均衡、暴饮暴食、好烟酒都会提高糖尿病的发病率。常吃高糖、高脂肪、高淀粉、高蛋白、高盐的食物，也容易患糖尿病。

2. **体育运动**。增加体力活动，参加体育锻炼，如步行、慢跑、游泳等运动项目。避免或少用对糖代谢不利的药物。若患有高血压、高血脂和冠心病，要及时治疗。应定期筛查空腹血糖，血糖超过 6 毫摩尔 / 升要及时到内分泌科就诊。

3. **精神放松**。工作节奏快、生活紧张的人也易患糖尿病。因为精神紧张会使抗胰岛素的肾上腺素、甲状腺素等激素的分泌增多。同时，精神紧张可以使中枢神经系统发生紊乱，引起内分泌失调。

老年人应如何预防糖尿病

悦悦: 老年人更容易患糖尿病,这是为什么呢?对于老年人来说,应该格外注意哪些方面呢?

老年人是糖尿病的高危人群之一,预防是关键。对于 40 岁以上者都应例行血糖检查以早期发现。老年人保持健康的生活方式和生活习惯是预防糖尿病的重要基础。

同大多数 2 型糖尿病发病特点一样,高热量饮食摄入、低体力活动以及肥胖是老年人发生糖尿病的主要原因。但老年人发病也有自身特点,年龄是一个不可抗拒的高危因素。大量研究证实血糖尤其是餐后血糖与年龄密切相关,年龄每增加 10 岁,空腹血糖升高 0.05 ~ 0.1 毫摩尔 / 升,餐后血糖升高 0.8 毫摩尔 / 升。出现这种情况,可能与下列因素有关:老年人新陈代谢减慢,糖代谢也减慢;老年人活动少,糖利用减少;老年人体内肌肉等贮存糖的组织减少;与糖代谢密切相关的器官例如肝脏等功能减退;胰岛 B 细胞释放胰岛素延迟和分泌量减少;组织胰岛素受体数目减少。

对老年人而言,主要应注意以下几个方面:

1.**饮食控制**。老年人的三餐要注意搭配平衡,品种要多样化。多吃含维生素丰富的新鲜蔬菜,如萝卜、冬瓜、黄瓜、白菜、芥菜、菠菜、绿豆等。动物类食品如水鸭、母鸡、瘦猪肉、牛肉以及鸡蛋、鸭蛋等，也可适量食用。切忌暴饮暴食。老年人一般体重指数（BMI）男性 <25、女性 <24 为良好；超过这一范围，应控制膳食量。总的原则是低脂、低糖、低盐、粗细粮搭配和高纤维素饮食。

水果方面，西瓜、荔枝、桂圆、香蕉、梨、桃子、柿子、黑枣等新鲜瓜果中，含果糖、维生素较多，即使是糖尿病患者，适量吃一些对身体也有益。

2. **适当运动**。老年人应该注意劳逸结合，适当进行体育锻炼可以防止身体肥胖，避免糖代谢紊乱。运动的强度以轻度有氧运动为宜。每天活动时间一般为 40 ~ 60 分钟，并且应持之以恒，循序渐进，以促进外周组织对葡萄糖的利用。

3. **环境适宜**。居住环境要选择周围土壤、空气、饮用水没有严重污染的环境，居室里的装饰不要有酚类等挥发性气体。要养成良好的生活方式，不吸烟、少饮酒，生活注意规律化。

4. **定期体检**。老年人糖尿病在早期往往不易被发现，甚至直到出现并发症才得到诊治，贻误了治疗时机。因此，老年人应定期检查，对血糖、甘油三酯进行监控，将空腹血糖、餐后 2 小时血糖、甘油三酯控制在合理范围内。老年人血糖控制目标因人而异，应根据年龄、病程、并发症情况，由医生给予综合制定。

糖尿病足早预防

糖尿病足是糖尿病的一种严重并发症，由于糖尿病足对于足部健康构成了严重的疾病威胁，所以在这里特别提出来，提醒广大糖尿病患者要注意做好糖尿病足的预防工作，避免造成严重的困扰。导致糖尿病足的因素有很多，糖尿病神经病变、周围血管疾病和微循环障碍是其主要病因。总体来说，对于糖尿病足，预防是关键。

1. **严格控制血糖**。通过积极控制血糖从根本上降低糖尿病足的发病风险。血糖只有保持在正常范围内，才能从根本上预防糖尿病足。应采用节制饮食、口服降糖药（注射胰岛素）和运动等措施。

2. **加强足部检查，积极预防足外伤**。糖尿病患者应每天检查足部有无水疱、皲裂、红肿、疼痛、鸡眼、足癣等，如有趾间裂缝、水疱、疼痛、颜色变化或发热，要立即就医。减少受伤和感染的危险因素是预防足溃疡发生的根本措施。修剪指甲、胼胝或鸡眼时要严防损伤。有脚癣者一定要彻底治好。

3. **促进下肢血液循环**。采用多种方法如按摩足部和小腿、餐后散步。注意足部卫生，洗脚时水温不宜超过40℃，以免烫伤。双脚浸泡5~10分钟后，要用毛巾擦干，足趾缝里不要残留水分。擦干脚后可均匀涂上植物油，去掉鳞屑及明显角化层。若为汗脚，可撒上少许滑石粉。

4. **选择合适的鞋袜**。糖尿病患者宜穿棉质、浅色、吸水性好的袜子，要选择合脚的棉线袜或毛袜，要勤换洗袜子，不穿有松紧口的袜子，以免影响足部的血液循环。鞋跟不宜过高，鞋的透气性要好。保持鞋的干燥，可几双鞋同时轮换着穿。穿鞋前应检查鞋内是否有小砂砾等异物或不平整的地方。

合理监测血糖，明明白白生活

没有良好的血糖监测，就谈不上良好的血糖控制

悦悦：我认识一个糖尿病患者，他每天都会监测自己的血糖，并且做详细的记录，包括时间、数值、进餐情况、运动情况、用药情况等。这样每次去医院的时候，医生都能通过他的记录详细地了解他的血糖变化，准确地判断病情。血糖监测的意义真是非常重要啊！

的确如此，可以说，没有良好的血糖监测，就谈不上良好的血糖控制。

1. 对血糖值进行定期检查，可以更好地掌控糖尿病患者的

2. 定期血糖监测可以更好地了解自身的血糖变化，判断临床治疗效果。

3. 可以促进强化治疗，使血糖达到或接近正常标准，从而降低糖尿病并发症的风险。

4. 通过血糖监测，可以及时掌握血糖波动的情况，及时发现低血糖或高血糖。

5. 血糖监测的结果可以反映饮食控制、运动治疗和药物治疗的结果，并指导对治疗方案的调整，改善治疗状况。

6. 达到良好的血糖控制后，可以提高患者的生活质量，使其接近健康人的寿命。

总之，加强血糖监测有助于血糖控制，进而减少并发症的发生概率，最终降低治疗费用。因此，血糖监测也是一种健康投资。

血糖监测的方法

血糖监测的方法有多种。到医院一般都是采用静脉抽血，测静脉血浆血糖。下面我再强调一遍几种状态的血糖值，这些数值都是指静脉血浆数值。

正常血糖：空腹血糖 <6.1 毫摩尔 / 升，餐后血糖或 OGTT 后血糖，以 2 小时为标准 <7.8 毫摩尔 / 升。

糖尿病前期：介于正常血糖和糖尿病血糖之间的状态。

但是，经常到医院做静脉抽血很麻烦，也不现实，所以这种方法不能作为长期监测血糖的方法。现在家用血糖仪已经在我国普及，平时监测血糖控制水平，可以使用血糖仪指尖血测定，非常方便，作为控制范围也是可信的。血糖仪鉴定的是指尖全血，尽管和静脉血浆值有点差异，但近年来新的仪器已经矫正了这种差异，测定法与血浆法基本一致。

你会使用血糖仪吗？

悦悦：家用血糖仪的确非常方便，但是有的人不会用，操作方法不规范，可能就会影响测量结果。杨主任，请您详细讲解一下血糖仪的使用方法吧！

好的，使用方法主要是采血的方法，此外平时对血糖仪的保养方法也需注意。

1. **采血方法**。先彻底清洗并擦干双手；按摩手指以增加血液循环；将手臂短暂下垂，让血液流至指尖；用酒精棉球对手指进行消毒，消毒时注意要从下往上擦；等待酒精挥发干后再用采血笔采血；选择采血部位时，要考虑往试纸上滴血是否顺手；采血部位要交替轮换，不要长期刺扎一个地方；采血时尽量采自然的一滴血，使血滴盖满试纸测试区，不要过分挤压，不要用手指直接在试纸上涂血，以免手上油脂影响测定结果。

2.**血糖仪的保养方法**。血糖仪使用一段时间后，如果测试时显示屏上显示"低电量"字样或符号，应及时更换新电池。

血糖仪要保持洁净。测试血糖时常会受到环境中灰尘、杂物等污染，特别是检测时不小心使血液污染了仪器的测试区，都会影响检测结果。因此，血糖仪要定期检查、清洁、校准。对测试区的清洁一定要小心，可使用棉签或软布蘸清水进行擦拭，但不要使用酒精或有机溶剂，以免损害仪器。

血糖仪使用后应放在方便套内，切勿让污垢、尘埃、血渍或液体经测量口进入血糖仪内。同时要注意存放的温度和湿度。

定期到购买处或指定地点矫正血糖仪是否准确。一般在第一次使用新购买的血糖仪时、血糖仪发生跌落致使测试时怀疑血糖仪或试纸出现问题时、测试结果不能反映出自我感觉的身体状况时，均须进行校准。

血糖监测的频率应视病情而定

悦悦：血糖监测的频率以多久一次为宜呢？每天不同时间点监测的血糖值各有什么玄机？

血糖监测是确保血糖控制达标的必要手段。血糖监测的次数很有讲究，次数不宜过多也不宜过少。如何安排血糖监测的频率，要视糖尿病患者的具体病情而定。

1. 刚刚被诊断为糖尿病，接受胰岛素治疗或正在使用胰岛素泵的患者，每天监测 4 ～ 7 次。

2. 1 型糖尿病患者空腹血糖 > 12 毫摩尔 / 升，每天监测 4 ～ 7 次。

3. 2 型糖尿病患者空腹血糖 > 16.2 毫摩尔 / 升，每天监测 4 次。

4. 反复出现低血糖时、妊娠或打算妊娠时、调整胰岛素的用量时，要及时监测血糖。

总之，血糖监测的次数比较灵活，可结合患者原有的生活方式和病情安排。当出现血糖过高或过低时，可随时进行测定，以免耽误病情。

不同时间点血糖值各有玄机

监测血糖次数过多或过少，血糖控制过高或过低，都是不科学的。血糖监测的基本原则是病情越不稳定，越需要加强监测。不同时间点监测的血糖值意义是不一样的，各有玄机。

1. **空腹血糖**。即前一晚 8 点以后不再吃东西，次日清晨未进食的血糖水平，**可反映人体胰岛素的基础分泌功能**。需要注意的是，只有过夜禁食 8 ～ 12 小时于次日早晨 8 点之前采血所测的血糖才算是空腹血糖。抽血时间太晚，所测的血糖已经不能代表标准空腹血糖了，其结果可能偏高或偏低。

2. **餐前血糖**。当血糖水平很高时空腹血糖水平是首先要关注的，有低血糖风险者（老年人，血糖控制较好者）也应测定餐前血糖。应在中餐和晚餐前测定，**主要用于治疗过程中病情的监测**。

3. **餐后 2 小时血糖**。适用于空腹血糖已得到良好控制但仍不能达到治疗目标者，有利于检测出高血糖，**是糖尿病控制达标的敏感指标，能较好地反映进食及使用降糖药是否合适**。很多 2 型糖尿病患者空腹血糖不高，而餐后血糖很高，如果只检查空腹血糖，往往会使部分患者漏诊。同时餐后 2 小时血糖能较好地反映进食及使用降糖药是否合适，这是空腹血糖所不能完全反映的。另外，检测餐后 2 小时血糖不影响正常服药或打针，也不影响正常进食，所以不会引起血糖特别大的波动。

4. **睡前血糖**。一般指晚上 9 ~ 10 点的血糖值，**反映胰岛B 细胞对进食晚餐后高血糖的控制能力**，适用于注射胰岛素的患者，特别是注射中长效胰岛素的患者，帮助患者决定胰岛素的注射剂量。为了了解睡前血糖控制情况和夜间是否需要加餐，应监测睡前血糖。

5. **凌晨 1 ~ 3 点血糖**。这是人体血糖的最低点，接受胰岛素或磺脲类降糖药治疗的患者、怀疑夜间低血糖者需要检查，**方便找出血糖波动的原因**。

6.**随机血糖**。指一天中任何时候（包括以上各时间）的血糖检查，正常人一般不超过 11.1 毫摩尔 / 升，如果患者有糖尿病典型症状（"三多一少"症状），且随机血糖 ≥ 11.1 毫摩尔 / 升，即可能为糖尿病。

哪些糖尿病患者适宜自我监测血糖

①体型肥胖的糖尿病患者。

②血糖不稳定的糖尿病患者。

③反复出现低血糖和酮症的患者。

④服用口服降糖药的患者。

⑤实行胰岛素强化治疗的患者。

⑥全部用胰岛素治疗的患者。

⑦妊娠糖尿病的患者。

以上类型的糖尿病患者适宜自我监测血糖。糖尿病患者可以根据自身的实际情况灵活选择自我血糖监测的时间及频率。比如，工作很忙的糖尿病患者不大可能每天监测多次血糖，建议工作日可以监测早餐前血糖，休息日可以监测四次血糖，包括早餐前血糖以及三餐后 2 小时血糖，这样对其一天的血糖水平也可以有一个大致的了解。再做一些糖化血红蛋白的定期监测，基本就可以判断自己的血糖情况了。

血糖监测的注意事项

1. 患者应做好血糖监测日记，包括血糖测定时间、血糖值、进餐情况、运动情况、用药情况以及一些特殊事件的记录。

2. 血浆葡萄糖水平比全血葡萄糖水平高 10% ~ 15%，在解释血糖水平时应注意所采用的仪器监测的是血浆葡萄糖还是全血葡萄糖。现在有的血糖仪已经上调系数，把全血糖调到血浆糖范围。

3. 血糖仪是用来监测血糖的，不是用来诊断糖尿病的，监测者对于误差允许范围内的数值不必过多顾虑。

4. 应注意血糖仪的选购和正确使用。选购血糖仪时一定要确保其质量过关，以免出现波动很大的结果。选购后常出现的另一个问题是试纸过期，用过期的试纸很难反映出真实的血糖水平。

5. 使用者测量血糖的技巧也会影响血糖监测的结果。可以在看医生时带着测量仪，让医生监督自己测量的技术，或者在抽血化验时用自己的测量仪同时进行一下血糖测试，比较结果，以获得准确的监测结果。

6. 用血糖仪进行血糖监测时，不能挤捏待测血糖的手指指端，不要过于紧张，以免情绪引起的血糖波动超过误差允许值。

另外，有的患者为了得到理想结果而在检查前一天过分节食，此时所测的血糖结果可能偏低一些，但却不能代表平常血糖控制的真实情况。为了保证检查结果的真实可信，检查前一天用药和进餐应和平常一样，并保证夜间睡眠良好。

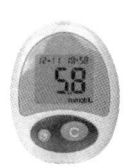

治疗篇
糖尿病可以战胜

第一章　糖尿病的饮食治疗

科学饮食，战胜糖尿病

了解糖的种类，不必谈"糖"色变

> **悦悦**：糖尿病最怕"糖"，可是糖也分为很多种。有些东西口感很甜，糖尿病患者看到就敬而远之；有些东西吃起来口感一点儿也不甜，糖尿病患者认为就可以安心地大吃了。实际上，很多时候味觉也会欺骗人的，光靠口感甜不甜来判断能不能多吃，是不可靠的。请杨主任给大家科普一下关于"糖"的知识吧！

吃糖不是糖尿病的直接诱因

说起糖尿病，人们往往认为是因为吃糖吃多了才得糖尿病，其实并非如此，这是对糖的认识不清。那些不懂得糖尿病防治知识的人，一旦发现自己患了糖尿病便视"糖"如虎，怕得要命，错误地认为吃糖与糖尿病有着密切的关系。严格限制糖的摄入，认为吃粮食越少越好，吃菜越多越好，运动时间越长越好，不敢沾甜食，不敢吃米、吃面，导致营养不良，免疫力低下，体质下降，从而引发其他病症。

其实，吃糖和糖尿病并没有直接关系。目前普遍认为，1型糖尿病是因为胰腺无法产生胰岛素而引起的，很可能与免疫系统缺陷有关；2型糖尿病则是因为胰岛素不足，或者无法正常发挥作用引起的。也就是说，正常人的血糖之所以能保持在正常范围，是因为有充足的胰岛素能够正常发挥作用，而糖尿病患者体内的胰岛素相对或绝对不足，影响了对糖的调节，才出现了血糖升高的现象。所以，虽然吃糖过多引起超重会诱发糖尿病，但并非是直接诱因，将糖尿病患病原因归于吃糖太多，这样的说法肯定是不确切的。

分清三种糖，不必谈"糖"色变

基本上所有的食物中都含有糖，只不过有的含糖量多、有的含糖量少。相对来说，谷物、水果含糖量比较多，而肉类、蔬菜、蛋类含糖量较少。不同的糖对血糖的影响也是不一样的。科学家提出用血糖生成指数（GI）的概念来衡量某种食物对血糖浓度影响的程度。除绵白糖外，果糖、乳糖等糖类引起的血糖反应并不比米饭高。

具体来说，要弄清三种糖的成分和营养。

1.**单糖**。日常生活中人们常说的糖大多数指的是单糖，如血液内的葡萄糖、水果里的果糖、乳汁中的半乳糖。单糖的特点是可直接被人体吸收，是人体吸收率最高的糖。因此，糖尿病患者除了在出现低血糖时应及时服用外，最好不要吃单糖，单糖除果糖升糖指数较低外，食用后会令血糖明显升高。

2.**双糖**。双糖和单糖差不多，常食用的蔗糖、麦芽糖及乳糖等为双糖，除乳糖外，也不宜多吃。

3.**复合糖**。食入后经过消化分解为葡萄糖，然后缓慢地进入血液，不会使血糖急剧增加，是人体热能的主要来源。如淀粉类食物——大米、面粉、土豆等均以复合糖为主。

糖类食物并不能和甜的东西画等号

我们平时所说的糖耐量低减或者高血糖，这些名词中所说的"糖"指的是葡萄糖。体内各组织细胞活动所需的能量大部分来自葡萄糖，所以血糖必须保持在一定的水平才能维持体内各器官和组织的需要。我们摄入的各种食物经过消化系统转化为葡萄糖进入血液，运送到全身细胞，作为能量的来源。如果一时消耗不了，则转化为糖原储存在肝脏和肌肉中，肝脏可储糖 70 ~ 120 克，占肝重的 6% ~ 10%。细胞所能储存的肝糖是有限的，如果摄入的糖分过多，多余的糖即转变为脂肪。很多糖耐量低减和糖尿病的患者都比较肥胖，就是这样形成的。

糖类并不能和甜的东西画等号，同样，有些吃起来不甜的东西也有可能是高糖食物。食物吃起来很甜，是因为它所含的是单糖，单糖能被小肠上皮细胞吸收入血，也就是说，我们吃了单糖之后可以不通过任何形式的转化就直接将其吸收，所以含单糖多的食物可以快速地升高血糖。通常来说，水果含有的单糖比较多，而双糖或复合糖的食物口感不甜。吃的东西感觉不甜，有可能含有双糖或复合糖，含糖量未必不高。复合糖进入身体后要经过一系列的消化分解才能被吸收利用，相对于单糖而言，复合糖升高血糖的速度要慢一些。复合糖主要存在于粮谷类食物中。对于糖耐量低减的人来说，复合糖要比单糖有利于健康。

糖尿病患者要在吃上精打细算

悦悦：很多人得了糖尿病后特别悲观沮丧，因为他们觉得自己再也不能尽情享受美味佳肴了，尤其是逢年过节的时候，这种感受更深。其实对糖尿病患者来说，均衡的营养依然很重要，到底怎么吃，才能既保证糖尿病患者的营养均衡，又不超标呢？

其实，不管是年轻人还是老年人，是病人还是健康的人，都要讲究均衡和全面的营养，均衡全面的营养对每一个人和每一个人的家庭都会带来很多的好处。而糖尿病患者为了控制血糖，就要在吃上精打细算了。

我给糖尿病患者提出饮食的两大原则：

1. **要控制好总热量**。很多患者走入一个误区，既然粮食会升高血糖，就干脆不吃，这是错误的。其实肉的热量比粮食还高，粮食可以吃，只要总热量不超标就行。

2. **要注意粮食、肉类和蔬菜的比例**。如果一顿饭的总量为1，主食应占 1/4，蛋白质占 1/4，蔬菜、水果占 1/2。这样可以保证餐后血糖不会太高，有利于减轻胰岛负担，还有利于减肥，预防和治疗并发症。

下面以中等身高、体重的糖尿病患者举例：

主食应占一天食物的 1/4。第一，控制主食量。早晨吃主食50 克，中午和晚上各 100 克左右。第二，饭不要煮得太软烂，过于软烂的饭在胃里基本不需要研磨，在胃里停留的时间短，进入肠道的速度快，因此升高血糖的速度也更快。第三，吃饭要细嚼慢咽。第四，注意饮食顺序。吃饭时，应先吃青菜、喝汤，最后吃主食。第五，谷类、粗粮、细粮搭配着吃。粗粮可以减少人体对糖的摄取量，所以，糖尿病患者应多吃粗粮。

蛋白质占 1/4。含蛋白质比较丰富的食物有鸡蛋、肉、鱼、豆腐、牛奶等。早饭可以吃 1 个鸡蛋，午饭可以不吃鸡蛋。肉不要超过鸡蛋的大小，如果吃鱼的话可以稍微多一点儿，吃豆腐可以更多一点儿，喝牛奶可以再多一点儿，晚饭与午饭接近。与植物蛋白相比，动物蛋白跟人类相近，可以很好地被吸收利用，但也不宜多吃。

蔬菜、水果占 1/2。 蔬菜一定要少放油，最好凉拌或用水煮。生吃蔬果最好也在两餐之间，西红柿最佳，也可以吃一些猕猴桃、苹果，但比较甜的水果要少吃。

总体来说，烹调方法尽量用蒸、煮、炖、拌代替煎、炒、烹、炸，尽量使用植物油，减少油脂的摄入，避免血脂升高，最好凉拌或用水煮；炒菜和做汤的时候尽量不要勾芡，也不要放芡粉，否则都会转化为葡萄糖；尽量使用不粘锅炒菜，比如红烧鱼，传统红烧鱼需要用大量的油来炸，口感倒是酥软鲜嫩了，但却引入了大量油脂，如果把炸鱼改成用不粘锅来煎，用极少的油就可以把鱼煎到火候，这样就能减少油脂的摄入量；正常人每口盐摄入量应该为 6 克，糖尿病患者应该控制在 5 克以内，当然不仅仅是盐，所有的调味料都应该尽量少放，过重的调味会促进食欲，吃得多了，摄入的糖分自然也就多了，不利于血糖的控制。还有，少量多餐比集中吃要好，少量多餐会使血糖得到很好的改善。

饮食精打细算进阶版：食品交换份法

悦悦： 杨主任讲的饮食原则很简单，也很实用。患者不妨按照杨主任的建议安排自己的饮食。我还知道有一种"食品交换份法"，对饮食热量的计算非常精细，杨主任，您也给大家介绍一下吧！

好的。前面我说的是糖尿病患者在饮食上的大原则，比较容易掌握。如果患者想再进一步细化把控自己的饮食，还有更复杂的"进阶版"，就是悦悦所说的食品交换份法。

糖尿病患者常常问，我能吃土豆吗？能吃水果吗？一面向往着"能够随便吃"的美好日子重返，一面又绝望地认为一旦患上糖尿病，就基本与美味佳肴无缘了。其实，糖尿病饮食治疗有一个基本原则：总量控制、结构平衡，即既要控制每日所吃食物的总热量，还要力求饮食多样化。学会食品交换份法，就可以让糖尿病患者的饮食多样化，使他们同健康人一样品尝天下美味佳肴，享受吃的乐趣。

什么是食品交换份

食品交换份是目前国际上通用的饮食控制方案，主要用于糖尿病患者和需要控制体重的人的饮食治疗。食品交换份是将食物按照来源、性质分成不同类型。同类食物在一定重量内，所含的蛋白质、脂肪、碳水化合物和能量相似。所以，糖尿病患者不必过于刻意忌食，只要总热量不超标，就可将每日的食谱安排得尽可能丰富、美味，改善糖尿病患者的生活质量。

具体来说，食品交换份将食物分成不同类型，每类食物均确定 1 个交换单位，每 1 个交换单位所含热量大致相仿，约 90 千卡（1 千卡 = 4.18 千焦），同类食物可以任意互换。同一类中的不同种食品可按照食品交换份彼此等份交换，可保证热量不变，这为患者选择食物提供了巨大的空间。

具体食物的"份量"如下（重量均指生重）

分类	每份重量 （克）	每份热量 （千卡）
谷薯类	25	90
蔬菜类	500	90
大豆类	25	90
水果类	200	90
油脂类	10	90
奶制品	160	90
肉 类	50	90
蛋 类	60	90
坚果类	15	90

谷薯类：1 个食品交换份（90 千卡）的重量

食品名称	重量（克）
大米、小米、糯米、薏米、面粉、米粉、玉米粉、混合面、燕麦片、莜麦面、荞麦面、苦荞、挂面、通心粉、油条、油饼、苏打饼干、绿豆、红豆、干豌豆、干粉条、干莲子	25
烧饼、烙饼、馒头、咸面包、窝头、切面	35
土豆	100
湿粉皮、凉粉	150
鲜玉米（中等大，含棒心）	200

蔬菜类：1个食品交换份（90千卡）的重量

食品名称	重量（克）
大白菜、圆白菜、菠菜、油菜、韭菜、茴香、圆蒿、芹菜、茎蓝、莴笋、油菜薹、西葫芦、番茄、冬瓜、苦瓜、黄瓜、茄子、丝瓜、芥蓝、瓢儿菜、空心菜、苋菜、龙须菜、绿豆芽、鲜蘑、水浸海带	500
白萝卜、青椒、茭白、冬笋	400
南瓜、菜花	350
鲜豇豆、扁豆、洋葱、蒜苗	250
胡萝卜	200
山药、荸荠、藕、凉薯	150
慈姑、百合、芋头	100
毛豆、鲜豌豆	70

水果类：1个食品交换份（90千卡）的重量

食品名称	重量（克）
柿子、香蕉、鲜荔枝	150
梨、桃、苹果（皮）、橘子、橙子、柚子、猕猴桃、李子、杏、葡萄	200
草莓	300
西瓜	500

　　糖尿病患者可通过以上对比表格，根据自己的口味在同类食品中进行交换。不同的食物所含的营养素是不同的，即使热量一样，也无法达到营养平衡。水果的含糖量较高，不宜与蔬菜交换，可与主食交换。坚果类、油脂类食物含脂肪高，要少量食用。

　　事实证明，食品交换份可避免饮食过于单调带来的维生素、矿物质摄入不足等问题，将大大丰富糖尿病患者的日常生活，并将食谱的设计趋于简单化。患者可以根据自己的饮食习惯、经济条件、季节、市场供应情况等选择食物，自由地选择不同的食物，在保证控制全天总热量的前提下，使饮食不再单调。

食品交换份的应用

了解了食品交换份的概念，糖尿病患者最关心的就是自己每天到底需要多少热量，可以吃多少个食品交换份的食物。不要着急，下面我来为大家举例介绍。

糖尿病饮食治疗的总原则是"总量控制、营养平衡"，先做到总量控制。

首先，要计算出自己的标准体重。

标准体重（千克）= 身高（厘米）–105。

以一个身高170厘米，体重80千克，做文职工作的刘先生为例。

他 的 标 准 体 重 =170-105=65（ 千 克 ）， 而 他 的 实 际体重为80千克，比标准体重超了15千克，超过标准体重（15/65×100 ≈ 23%），属于肥胖（实际体重超过标准体重20%为肥胖，低于标准体重20%为消瘦）。

其次，计算每天所需的总热量。

每天所需总热量不仅与体重有关，还要考虑劳动强度等因素。

每天所需总热量 = 每天每千克标准体重所需热量（千卡/

千克）×标准体重（千克）。

每天每千克标准体重所需热量[千卡/（千克·日）]见下表：

体型	卧床	轻体力	中体力	重体力
消瘦	20～25	35	40	40～45
正常	15～20	30	35	40
肥胖	15	20～25	30	35

刘先生为肥胖体型，属于轻体力劳动者，其每天每千克标准体重所需热量为25千卡，所以，刘先生每天所需的总热量=25×65=1 625（千卡）。

第三，算出每天所需的食品交换份数。

每天所需的食品交换份数=总热量（千卡）÷90（千卡/份）。

刘先生每天所需的食品交换份数=1 625÷90≈18（份）。

悦悦：学会了。计算出每个人每天所需的食品交换份数以后，只要每天按照这个份数控制进食总量就可以了吗？

当然不能只满足于此。我说了，糖尿病饮食治疗的基本原则是"总量控制、营养平衡"，总量控制做到了，下面还要学习怎么做到营养平衡。

首先，要在总量的基础上确定各类食物的比例。

人体所需热量主要来自三大营养素——碳水化合物、蛋白质、脂肪。世界卫生组织建议的三大营养素比例是：

碳水化合物占 50% ~ 60%，蛋白质占 15% ~ 20%，脂肪占
25% ~ 30%。按照这个比例，营养学家设计了不同热量的膳食
组成表。糖尿病患者完全可以按照这张表来计算自己每天应该
吃多少份主食，多少份蔬菜，多少份肉、蛋、奶及油脂。

热量 （千卡）	交换单位 （份）	谷薯类 （份　克）		蔬菜类 （份　克）		肉蛋类 （份　克）		乳类 （份　毫升）		油脂类 （份　毫升）	
1 200	13.5	6	150	1	500	3	150	1.5	225	2	20
1 400	15.5	8	200	1	500	3	150	1.5	225	2	20
1 600	18	10	250	1.5	750	3	150	1.5	225	2	20
1 800	20	12	300	1.5	750	3	150	1.5	225	2	20
2 000	22	14	350	1.5	750	3	150	1.5	225	2	20
2 200	24	16	400	1.5	750	3	150	1.5	225	2	20

　　仍以刘先生为例，其每日所需的总热量是 1 625 千卡，相
当于 18 个食品交换份，根据上表，则他每天可以吃谷薯类 10 份、
蔬菜类 1.5 份、肉蛋类 3 份、乳类 1.5 份、油脂类 2 份。如果刘
先生的血糖控制较好，则可以根据其饮食喜好减少 1 份谷薯类，
替换为 1 份水果，即其最终的每日膳食构成为：谷薯类 9 份、
蔬果类 2.5 份（蔬菜类 1.5 份、水果类 1 份）、肉蛋类 3 份、乳
类 1.5 份、油脂类 2 份。

　　其次，具体到一天之中，还要注意合理分配一日三餐的热量。

　　一日三餐中，科学的热量分配应为：早餐占 20%，午餐和
晚餐各占 40%；或者早、中、晚餐各占 1/3。

　　掌握了食品交换份法，糖尿病患者一定可以既让血糖得到
良好的控制，又吃得丰富，吃得营养。

了解"升糖指数"，巧吃不升糖

悦悦：真是太好了，大家学会了在吃上精打细算，就再也不用为吃多吃少的问题纠结了。杨主任，对于糖尿病患者的饮食方面，您还有没有什么"秘密武器"教给大家？

还有一点也很重要，就是升糖指数的问题。"升糖指数"这个词很多糖尿病患者一再听说，却难以理解。其实，升糖指数（GI）指的就是食物进入人体2个小时内血糖升高的相对速度。糖尿病患者最需要警惕的就是空腹血糖和餐后血糖，特别要注意餐后血糖剧烈波动对血糖控制的影响，因此，糖尿病患者吃饭时除了要注意总量控制、营养搭配，还要关注食物的升糖指数。

增加膳食纤维的摄入，长期食用低升糖指数的食品，可抑制餐后血糖上升过高、过快，并减轻胰岛B细胞的工作负荷，从而避免高糖毒性和高胰岛素血症对机体各器官组织细胞的损害。养成低升糖指数的饮食习惯，不仅适用于糖尿病患者群，也适用于糖耐量低减的人群，甚至对健康人也有积极的指导意义。

那么，升糖指数到底应该怎样判别呢？

低升糖指数食物：GI值<55。低升糖指数食物以蔬菜、豆类食物为主，糖尿病患者、肥胖者甚至健康人群，都应该保持健康的饮食方式，多吃低升糖指数食物。

中升糖指数食物：GI值为55 ~ 70。中升糖指数食物以肉类食物为主，肉类食物作为重要的营养物质来源，虽然必不可少，但是也不能食用过多。

高升糖指数食物：GI 值 >70。升糖指数高的食物有馒头、面包、包子、油条、糯米粥、土豆泥、南瓜、胡萝卜、西瓜等。

也可以通俗地告诉大家，吸收速度越快、吸收率越高的食物，升糖指数越高，即越好消化的食物升糖指数越高，比如死面的饺子就比发面的包子升糖慢。百分之百淀粉的食物升糖也快，比如粉丝、勾芡的芡粉都比小麦粉升糖快。糖尿病患者应尽量选择含水分汁液少的食物，有助于控制升糖指数，比如豆腐干的升糖指数就比鲜豆腐的升糖指数要低。

糖尿病患者在吃上的误区

糖尿病患者需要"加餐"吗？

> **悦悦**：我们正常人每天都是吃三顿饭（当然了，像我这样爱美的女孩为了减肥，也可能每天只吃两餐）。我想问问杨主任，糖尿病患者每天吃几餐合适呢？需要在正餐之外加餐吗？

悦悦提的问题也是很多患者关心的问题。糖尿病是一种比较特殊的慢性病，可以说它直接与"吃"有关，大多数糖尿病都是"吃"出来的，而且所有糖尿病都需要通过"吃"这条途径来辅助治疗。关于吃，糖尿病患者的主要问题不仅在于吃什么，而且还在于怎么吃才合适，也就是建立符合糖尿病患者特点的营养饮食方式和习惯。

糖尿病患者通常需要在一日三餐之外加餐，使每日进餐次数增加到 4 餐或 5 餐，这是因为糖尿病虽然是以血糖升高为特征的糖代谢紊乱性疾病，但又是一种很容易发生低血糖的疾病，糖尿病患者既要积极控制高血糖，又要重视防范低血糖。

饮食可以引起血糖的波动，进餐量与血糖波动成正比，因此进餐量越大，血糖波动越显著，越容易引起餐后高血糖，增加糖尿病并发症的发病概率。因此，为了避免引起餐后高血糖、血糖波动过大，糖尿病患者应少吃多餐，每餐应吃六七分饱。少量多餐比集中吃要好，少量多餐会使血糖得到很好的控制。

糖尿病患者所用口服降糖药和胰岛素，也可能会引起不同程度的低血糖反应。这种情况多发生在两餐之间，且在睡前加用胰岛素时，夜间低血糖的发生率还会增高，因此夜间低血糖要比白天低血糖的危害性更大。糖尿病患者不仅要在白天适当加餐，还要在睡前用胰岛素后少量进餐，以降低夜间出现低血糖的风险。

此外，当患者在非用餐时间出现明显饥饿感、运动量过大，或血糖值过低时，应立即进餐。

但是需要注意，上述加餐情况中除已发生低血糖外，其余的加餐都应尽量选择升糖指数低的食物，比如主食有牛奶、豆浆、稀粥、汤面条或粗粮等，蔬菜有白菜、菠菜、苦瓜、芹菜、木耳、菌菇和海带等，水果有橙子、苹果、桃、李子、草莓和樱桃等。

"无糖"或"降糖"食品可以随便吃吗？

悦悦：还有一个问题，市面上有很多专门为糖尿病患者特制的无糖食品，有些甚至更标有"降糖食品"的字样，这些食品虽然价格要比普通食品贵很多，但却被糖尿病患者当作"福音"——终于可以心安理得地吃到甜的东西了。那么杨主任，无糖食品真的可以心安理得地随便吃吗？

近几年，市场上出现了很多"无糖食品"，如无糖糕点、无糖奶粉、无糖冰激凌等，也有一些包装精致的降糖食品，号称可以降低血糖。那么，是不是无糖食品就真的不含糖呢？降糖食品真的可以降低血糖吗？

无糖食品和降糖食品的出现，对糖尿病患者而言无疑是一种福音。很多糖尿病患者看到"无糖"二字，就认为可以随便吃，不受限制。其实，所谓的无糖食品只是不含蔗糖等单糖而已，或者是不含蔗糖、葡萄糖、麦芽糖、果糖的甜味食品，但是一般含有甜味剂，如木糖醇、山梨醇、麦芽糖醇等替代品。这类无糖食品本身也是用粮食做的，进入身体后都会变成葡萄糖，跟吃馒头、米饭其实是一样的，因此也不能无限制地吃，以免增高血糖。如果吃了这些无糖食品，就应该在食用其他食物时相应地减少主食量。患者在选择无糖食品的时候，要弄明白所含的甜味剂究竟是哪种替代品，如果含有其他糖类，那就失去了"无糖"的实际意义。

如今，越来越多的人开始追求健康食品，市面上的降糖食品从饼干、面包到饮料有十几种，价格也高低不等。然而这些打着"降糖"口号的食品，真的能把血糖降下来吗？降糖食品一般都会用木糖醇、麦芽糖醇等代替白砂糖，醇类物质具有甜味，但不是糖类物质，所含能量少，不会立刻转化成葡萄糖，因此餐后血糖上升幅度不会太高。但这些降糖食品不可能控制血糖波动，患者食用一段时间后也会转化成葡萄糖。因此，这些降糖食品可能短时间维持血糖稳定，长期食用还是会提升血糖。对于糖尿病患者来说，最主要的还是要控制饮食，降糖食品只能作为加餐的类型之一，不宜长期当作主食食用。

糖尿病患者不宜无限量地食用"无糖食品"或"降糖食品"，这些食品均没有任何治疗功效，更不能用它们替代降糖药。

糖尿病患者一定不要限制饮水

悦悦： 糖尿病的典型症状就是多饮、多尿。因此很多糖尿病患者认为自己多尿是因为喝水过多引起的，以为要控制糖尿病就得减少喝水、控制排尿次数，于是口渴了也不敢多喝水。这种做法可取吗？

这种认识是极其错误的。

糖尿病患者的血糖过高时，从肾小球滤过的葡萄糖超过了肾小管对葡萄糖的重吸收能力，就会导致大量葡萄糖溶解在尿液中，尿量增加，会使体内失水过多，产生口渴的感觉。这一过程可以描述为：

血糖升高→尿糖出现→尿量增多→失水→血浆渗透压升高→口渴→多饮

可见，糖尿病患者多尿、多饮都是血糖升高导致的，糖尿病越严重，多饮、多尿的症状就越明显。所以，糖尿病患者不仅不能限制饮水，还要多喝水，千万别等口渴了才想起喝水。

喝水少会导致血液黏稠度增高，进而导致血糖值升高，从而加重糖尿病病情。如果糖尿病患者尿量排出过多而不能及时补水，体内失水达到10%时，就会感到口渴、心悸、乏力，血糖上升；如果失水达到20%，就会出现烦躁、昏迷、休克，乃至危及生命。

糖尿病患者多饮水是对身体失水的一种保护性措施，还可以起到稀释血糖、降低血液黏稠度、改善血液循环、促进代谢、预防泌尿系统感染以及减少糖尿病并发症的作用。

那么，糖尿病患者怎样饮水才正确呢？

糖尿病患者每天的饮水量应跟普通人一样，每天应喝1500毫升左右的水。在摄入蛋白质食物较多、锻炼强度大、出汗多等情况下，都应适当地多喝水。一些老年糖尿病患者，因脑动脉硬化使其下丘脑口渴中枢不敏感，机体在失水、血浆渗透压升高时，也不感觉口渴。由于不能及时饮水，渗透性利尿仍不断使水分丢失，血浆渗透压会进一步升高，患者会出现糖尿病高渗性昏迷，表现为乏力、食欲不振、呕吐，严重者表现为烦躁甚至昏迷、休克。因此，糖尿病患者千万不要限制喝水，特别是在炎热的夏天，由于出汗较多，更应该注意多喝水，即使不感到口渴，也应喝水。

糖尿病患者可选用的饮用水有白开水、淡茶水、矿泉水等，不宜饮用含糖饮料。另外，适当喝一些牛奶、豆浆也是糖尿病患者补充水分的好饮料。

保健食品比药品更安全、更有奇效吗？

悦悦：现在市面上保健食品的广告铺天盖地，每种都宣扬有神奇的疗效。很多患者治病心切，购买保健食品来替代医生开的药品。请问杨主任，保健食品真的比药品对人体伤害更小，而且更有效果吗？

近年来保健食品市场发展迅速，可谓琳琅满目、种类繁多。糖尿病患者为了摆脱病魔的困扰，往往也会选择一些保健食品。一些糖尿病患者认为，长期服用西药治疗糖尿病会伤肝肾，而吃保健食品没有副作用。因此，对医生开的药自作主张减量服用或是不吃，而自行购买一些打着"偏方""秘方"的旗号，滥用药品，号称可以"根治糖尿病"的保健食品来代替药物，结果使很多患者上当受骗。

保健食品的降糖秘密

不法商人为了使保健食品降糖效果明显，在其中非法加入一些西药成分。卫生部曾查处过一些非法添加药物、夸大疗效的糖尿病保健食品，这些保健品添加了具有明显的副作用、在临床上已基本被淘汰的西药成分如格列本脲（优降糖）、苯乙双胍（降糖灵）等。由于保健食品在监管标准上没有药品说明，而且没有定量控制，服用后极易因超量使用造成低血糖甚至昏迷。

市面上还经常看到一些针对糖尿病的"保健酒"。不法商人往往夸大其壮阳作用或活血通络止痛作用等。不管怎样伪装，其实就是酒制品，酒中所含的酒精只能提供热能，每克酒精产生热能 7 千卡，而不含其他营养素，长期饮用对肝脏不利，而且易引起血清甘油三酯的升高。注射胰岛素者空腹饮酒易引起低血糖。虽然酒精代谢不需要胰岛素，但是为了患者的安全，还是不饮为佳。对于此类"保健酒"，糖尿病患者不宜轻信。

糖尿病不能根治，保健食品不能替代药品

目前，对于糖尿病尚无根治方法，需要终身治疗，无论以何种名义宣扬能够根治糖尿病的保健食品都是欺骗患者。保健食品不能以治疗疾病为目的，这是保健食品和药品的本质区别，所以糖尿病患者在选择保健食品时首先要把握的一点是：保健食品在某些疾病状态下可以使用，但绝对不能代替药物的治疗作用。

正规的保健食品即国家批准的有调节血脂、血糖等作用的产品，患者可以根据其产品说明的功能，各取所需。普通保健食品一般都是宣传功能很多、疗效很强，但实际效果却不佳。患者要注意，药品标签上应有"卫药准字号"，食品标签上应有"卫食准字号"。药品和食品显而易见。没有卫生部食准字号的保健食品不能食用。

需要注意的是，糖尿病是一种终身疾病，糖尿病的治疗原则是使血糖尽量达到正常，保健食品只能作为辅助治疗，不能代替治疗药品，盲目使用就会适得其反。降糖药品和保健食品将一直伴随患者左右，无论是选择药物还是保健食品都要慎重，都应当运用科学知识来保护自己，都应当认真听取医生意见，再行使用。

妊娠糖尿病妇女饮食需注意

悦悦：妊娠期是女性的一个特殊时期，如果在妊娠期患上妊娠糖尿病就会很麻烦。别人都在想方设法补充营养，而妊娠糖尿病患者却不得不考虑血糖控制。请杨主任给她们点儿建议吧！

妊娠糖尿病妇女是糖尿病患者中的一个特殊人群，她们的日常饮食既要使得血糖达标，又要满足胎儿对营养的需求，不能为了控制血糖而过度控制饮食。因此，在这里有必要特别强调一下妊娠糖尿病妇女的饮食原则：

1.适当控制总热量。主食以五谷、根茎及豆类为主，如含纤维素较高的燕麦片、糙米和全麦面包等；水果中的草莓、菠萝和猕猴桃等，因可溶性纤维素和矿物质含量较高，应优先选用；而香蕉、甘蔗、桂圆和葡萄含糖量较高，故不宜多吃；蔬菜以绿叶蔬菜为主，可提供大量维生素、矿物质和粗纤维，因含糖量低，故孕妇可不限量进食。

2.食糖、蜂蜜、巧克力、甜点心等双糖、单糖食物应尽量避免。

3.要保证蛋白质摄入充足。因为蛋白质不仅是维持子宫和胎盘正常发育的重要营养物质，而且有利于胎儿的正常发育。但需注意：动物蛋白质是蛋白质的主要来源，如肉类及禽蛋类等；植物蛋白质是人体所需的蛋白质，主要存在于豆类食物中，如 20 克左右的黄豆，其蛋白质含量相当于 1 个鸡蛋；1 个蛋黄胆固醇的含量高达 300 毫克，而黄豆中几乎没有胆固醇。因此植物蛋白质更适宜妊娠糖尿病患者。

4. 每天应适当补充钙、铁、碘等矿物质。每日应摄入 1 200 毫克的钙，因为钙对胎儿骨骼的发育非常重要。牛奶是钙的主要来源，如果对牛奶过敏，应在医生指导下服用钙剂。应多吃一些含铁高的食物，如动物肝脏。因为铁是主要的造血物质，妊娠时不但母体需要补充更多的铁，胎儿也需要在肝脏内储存更多的铁，以便在离开母体后能维持自身造血的需要。

5. 妊娠时应增加维生素 D 的摄入量。有条件时，可饮用加入维生素 D 的牛奶。妊娠期对叶酸的需要量比平时增加 2 倍，因此，妊娠期间应多吃一些含叶酸较多而对血糖影响较小的食物，如绿叶青菜（菠菜、甘蓝等）、豆类、动物肝脏、全麦面粉等。对维生素 B 及 C 族的需要量仅轻微增加，由于许多食物中含量较多，母体一般不会缺乏，因此无须特别补充。

6. 每日应吃 5 ~ 6 餐，即两餐之间应适当加餐，尤其是睡前加餐，以保证血糖稳定。肥胖者不宜在此阶段减肥。定时定量，少吃多餐，避免血糖骤然升高。忌食油炸等油腻食物，多吃富含纤维素、维生素及微量元素的食物；遵循食品交换份法，可以使得饮食多样化。注意密切监测血糖，使血糖得到良好控制。

糖尿病患者主食怎么吃

糖尿病患者宜常吃哪些主食

悦悦：有些糖尿病患者听说主食里面也含有糖，因此就干脆不吃主食。请问杨主任，这种做法可取吗？如果要吃主食的话，哪些主食对血糖控制更有利一些呢？

很多血糖偏高的人都会这么想：既然血糖都是吃糖而产生的，那么不吃主食，就不会引起血糖的波动了。这种理解是错误的。因为主食是我们人体得到能量的主要来源，尤其是大脑、心脏等只有依靠葡萄糖提供能量，其他任何物质包括脂肪、蛋白质都替代不了此作用。当我们不吃主食时，血糖的主要来源没有了，但身体又不能停止运作，这样就必须动员身体内的蛋白质，通过糖异生生成血糖。蛋白质的消耗增加会大大降低身体的抵抗力，另外，蛋白质分解后的产物需从尿中排出，从而增加肾的负担，引起肾功能损害。不摄入糖类时，身体活动能量不足，脂肪的动员也会增加，从而产生大量叫作"酮体"的代谢物，当酮体达到一定量时会产生酮症酸中毒，造成昏迷，严重者可致死亡。所以主食一定要吃，包括血糖正常的人也一样，只要把握好主食的量以及主食的吃法，就不会对血糖造成太大的影响。

不管是米还是面，其含糖的百分比是相似的，区别在于我们烹调出成品的不同。关键是怎么做和做成成品是什么样子。米可以做成米饭和粥，粥比米饭血糖升高快得多。面做成馒头和烙饼，馒头比烙饼升高血糖快得多。包子比饺子升糖快。所以，主食烹调得越烂，烹调的时间越长，越容易吸收的，其升糖指数越高，血糖升得越快。因为胃负责研磨食物，肠负责吸收，食物经过胃的速度越快，血糖就升得越快；食物在胃里研磨时间越长，血糖就升得越慢。

特别说明一点，所有的食品多多少少都含有糖类。菜类中的某些食品含糖量也特别多，如土豆，土豆是淀粉类的，它是以糖类为主的，因此应该算在粮食类。还有粉丝、凉粉，都是粮食里提出来的纯淀粉类的东西，含糖量也是很高的。

五谷杂粮是最好的基础食物

糖尿病患者不但要控制吃粮总量，还要注意最好少吃精粮，应该多吃粗粮、杂粮。五谷杂粮是最好的基础食物。下面推荐一些适合糖尿病患者经常食用的主食。

大麦

味甘，性凉，能健脾消食，除热止渴，利小便。含淀粉、蛋白质、钙、磷、尿囊素等成分，最适宜做麦芽糖和酿酒。据检测，每100克大麦含73.3克碳水化合物、10.2克蛋白质、1.4克脂肪，属于低热能食品。大麦是糖尿病患者、肥胖症患者、高血脂患者的保健食品。

荞麦面

荞麦面是荞麦加工而成的面粉，吃荞麦米、荞麦面均可，可以做面条、饸饹、凉粉等食品，用苦荞泡茶既方便效果也好。荞麦的碳水化合物主要是淀粉。荞麦含有丰富的膳食纤维，其含量是一般精制大米的 10 倍，荞麦含有的铁、锰、锌等微量元素也比一般谷物丰富，常吃荞麦面可预防糖尿病性脑血栓的发生。荞麦含有较多的油酸、亚油酸，有利于降血脂，类黄酮可强化胰腺作用。

玉米

玉米中的维生素 B_6、烟酸等成分，具有刺激胃肠蠕动、加速粪便排泄的特性，可防治便秘、胃病、肠炎、肠癌等。玉米富含维生素 B_2，可帮助糖类代谢，还有调中开胃及降血脂、降低血清胆固醇的功效。中美洲印第安人不易患高血压与他们主要食用玉米不无关系。

小米

小米性凉，味甘、咸，归肾、脾、胃经，含有丰富的铁、钙、锌、硒、磷、镁等元素，可调节血糖水平。小米纤维含量比大米高，淀粉含量虽高，但易产生饱腹感。小米粥有清热解渴、健胃除湿的功效。

燕麦

燕麦丰富的可溶性纤维可促使胆酸排出体外，降低血液中胆固醇的含量，减少高脂肪食物的摄取，是中老年心脑血管疾病患者的最佳保健食品。糖尿病患者在煮燕麦粥时，切记不要放糖，可以加入一些绿叶蔬菜和胡萝卜，做成燕麦菜粥。

绿豆

绿豆含有充分的低聚糖（戊聚糖、半乳聚糖等），因此给人体所提供的能量值比其他谷物要低。但因绿豆也含淀粉，所以要在总饮食中保持平衡。

大豆

大豆是植物性蛋白质的主要来源，不仅含量丰富，而且生理价值也高。大豆中脂肪含不饱和脂肪酸、磷脂与豆固醇，对降低血中胆固醇有利。大豆中还含有丰富的无机盐、微量元素与 B 族维生素。大豆制品有腐竹、豆腐丝、豆腐干、豆腐脑、大豆粉等。

此外，适合糖尿病患者食用的主食还有薏米、黑豆、红小豆、莜面等。

同样的主食，吃法不同，效果大不一样

悦悦：说到这里，我想起了您在前面讲过的"升糖指数"，同样是大米白面，吃法不同，升糖指数也不同，所以患者在主食的吃法上也大有讲究。我说得对吗？

悦悦真是好记性！对于糖尿病患者来说，主食一定要吃，只要把握好主食的量以及主食的吃法，就不会对血糖造成太大的影响。

总量控制

糖尿病患者吃主食，应占一顿饭总量的1/4。早晨可以吃1两主食，中午和晚上各吃2两。

米饭比粥好

饭菜不要太软烂。粥和米饭相比，粥要比干米饭升高血糖的速度快得多。因为一般粮食谷物进入胃之后要经过胃的消化和研磨，变成糜状之后才能进入肠道进行吸收，但是粥就没有了消化和研磨的过程，吃进去之后直接进入肠道吸收，因此升高血糖的速度快。但是有的人特别爱喝粥怎么办？如果实在割舍不下，可以改变喝粥的方式。因为粥是流食，很多人一口气就喝一碗，这种吃法是不妥的，应想办法让这碗粥半个小时才喝完。采用的方法就是一边吃菜，一边喝粥。让粥进到胃的时间被拉开。所以，如果糖尿病患者想要吃升糖指数高的食品，包括馒头、包子、粥，就要吃得慢一点，跟菜搭着吃。

死面比发面好

糖尿病患者在吃面食的时候尽量不要吃发面的食物，而应该选择死面的食物。面粉中的淀粉经过发酵形成部分小分子的糊精、寡糖，甚至是葡萄糖，因此发面比死面更容易消化吸收，并在胃肠道停留时间较短，所以选择死面饼比发面馒头有利于控制血糖。

粗粮比细粮好

另外，相同的加工方法，粗粮和细粮的血糖生成指数也不同。比如同样是馒头，玉米面、荞麦面的升糖指数就明显低于小麦粉；玉米渣粥的升糖指数低于玉米面粥。可见粗粮的升血糖能力较细粮低，所以糖尿病患者应该多吃粗粮。

糖尿病患者蔬菜怎么吃

悦悦： 蔬菜的含糖量比较低，所以糖尿病患者多吃蔬菜应该是有益的。而每种蔬菜的营养价值也各不相同，杨主任，请您给大家推荐一下，哪些蔬菜更适合糖尿病患者呢？

蔬菜含糖量较低，宜多食用

蔬菜是人们日常饮食中必不可少的食物之一。蔬菜中的营养物质主要包含蛋白质、矿物质、维生素等，这些物质的含量越高，蔬菜的营养价值也越高。此外，蔬菜中的水分和膳食纤维的含量也是重要的营养品质指标。蔬菜中还有多种植物化学物质是被公认的对人体健康有益的成分，如类胡萝卜素、二丙烯化合物、甲基硫化合物等，许多蔬菜还含有独特的微量元素，对人体具有特殊的保健功效，如西红柿中的番茄红素、洋葱中的前列腺素等。通常，水分含量高、膳食纤维少的蔬菜鲜嫩度较好，其食用价值也较高。

就含糖量来讲，相对而言，茄果、瓜类、叶类蔬菜含糖量比较低，可以多食用一些，例如茄子、黄瓜、苦瓜、西红柿、冬瓜以及各类绿叶菜等。有些根茎类蔬菜如土豆、山药、芋头、藕等含糖量较高，吃时可替代一部分主食。

所有的蔬菜当中都含有糖，只不过菜类当中的含糖量很低。100 克的蔬菜，含糖量可能只有 5% 以下。而粮食含糖量很高，100 克的粮食，含糖量可能有 80%。500 克蔬菜含糖量相当于25 克粮食。如果是生吃蔬菜，不放多少油，可以适当多吃一点儿。

蔬菜提供的营养成分主要是维生素、无机盐和膳食纤维等，肉类主要提供蛋白质和脂肪，这些都是人体必不可少的营养物质，但是也不能因为它们含糖少就无所顾忌地吃，也需要注意摄入量。如果不吃主食，吃一碗肉和一碗蔬菜，那么盐和蛋白质、脂肪的摄入量就会超标。脂肪摄入超标最后也会影响血糖，蛋白质超标会影响肾脏。

糖尿病患者宜常吃哪些蔬菜

糖尿病患者适宜食用含糖量低的蔬菜，如大白菜、韭菜、山药、苦瓜、洋葱、莴苣、大蒜、黑木耳、黄瓜、西红柿、青菜、芹菜等，这些蔬菜含糖量基本在 5% 以下。含糖量高于 5%的蔬菜有土豆、胡萝卜、扁豆、蒜苗等，其中土豆的含糖量高达 17.2%，如果吃高含糖量的蔬菜，则应相应减少主食量。

通常而言，茎叶类蔬菜含膳食纤维较多，有利于控制血糖，还可充饥，当作加餐食物；根茎类蔬菜含有大量糖类，应少量食用，建议根据血糖生成指数来选择蔬菜种类。

另外需要注意的是，糖尿病患者应尽量多吃清淡的蔬菜，少盐低糖，蔬菜的烹饪方法应尽量保存蔬菜中原有的营养素，多采用蒸、炖、拌等少油或无油的方法，不宜采用煎、炸方法，要缩短烹饪时间，以免损失营养成分。

可推荐的适合糖尿病患者经常食用的蔬菜有：

白菜

白菜属于低糖蔬菜，不会引起血糖剧烈变化。白菜膳食纤维的含量十分丰富，不仅能促进肠胃蠕动，还可以降血糖。大白菜所含有的糖类中不含有蔗糖和淀粉，热量低，纤维素含量丰富，可延缓餐后血糖上升、调节体内脂肪代谢、抑制胆固醇在血管内壁的沉积等。白菜中丰富的纤维素还能清除糖尿病患者在糖代谢过程中的自由基。

西蓝花

西蓝花中钙、磷、铁、钾、锌、锰等含量都很丰富，维生素 C 含量也明显高于许多蔬菜。在抗癌蔬菜排行榜上，西蓝花也名列前茅。同时，西蓝花属于高纤维蔬菜，具有降糖、清热、降血脂的功效，能有效降低肠胃对葡萄糖的吸收。

丝瓜

丝瓜是低脂肪、低热量、低含糖量的高钾食品。丝瓜中含有丰富的维生素、钙、磷、镁、钾、铁等无机盐及蛋白质、淀粉、胡萝卜素等，碳水化合物的含量仅为4.3%，100克丝瓜仅提供26千卡热量。丝瓜中所含的木聚糖能结合大量水分，增加消化道内容物的黏稠度，增加食糜在肠道停留的时间，延缓餐后血糖升高的速度。经常适量食用丝瓜对燥热伤肺、胃燥津伤型糖尿病患者尤为适宜。

西红柿

西红柿富含胡萝卜素、维生素 B_2 和钙、磷、钾、镁、铁、锌、铜等多种元素。西红柿的含糖量并不高，而且含有维生素 C 和番茄红素，对人体非常有益。但糖尿病患者空腹时不宜食用西红柿，因其会与胃酸发生反应，凝结成不溶解的块状物，容易引起胃肠胀满、疼痛等不适症状。同时要控制西红柿的摄入量，最好在两餐中间吃。

糖尿病患者水果怎样吃

巧吃水果，不怕高血糖

悦悦：水果大家都很爱吃，但是很多水果都含有一定量的糖分，所以糖尿病患者在吃水果的时候也要慎重挑选。到底哪些水果适合糖尿病患者吃呢？需要注意什么？请杨主任具体讲一讲。

大多数水果都含有大量的单糖，单糖吃进去以后，不用消化分解，就直接进入血液成为葡萄糖，所以糖尿病患者应该尽量少吃水果。但是并不是一点都不能吃，糖尿病患者一定要在血糖稳定后再考虑吃水果，一般是餐后 2 小时，血糖控制在 8～10 毫摩尔 / 升以下，不要在餐后马上食用水果。食用水果的热量应计入全天的总热量中，吃水果的同时应减少相应量的主食，一般 200 克水果可代替 25 克主食。

在所有的水果当中，苹果是一种相对来说比较适合糖尿病患者的水果。同样重量的情况下，苹果里面含有的果糖比较多。果糖是单糖，吃进体内以后，果糖变成葡萄糖再吸收的过程不需要胰岛素，不会影响到血糖升高。果糖的升糖指数很低，相对比较安全。实验证明，在同等条件下，如果将食用葡萄糖后所产生的血糖升高指数当作 100 的话，那么食用果糖后，人体的血糖升高指数仅为 23，甚至有的能低至 19，而蔗糖则高达 65。也就是说，食用果糖后人体血糖的升高程度要远远低于其他传统的天然糖。另外，吃苹果的时候尽量不要削皮，要连皮一起吃下去，因为苹果皮中含有一种叫作熊果酸的物质，对身体有益。

山楂中含有丰富的钙、维生素 C、胡萝卜素、黄酮类物质、胆碱、乙酰胆碱及有机酸等，可降低血脂，可对抗肾上腺素、葡萄糖引起的血糖升高，还具有扩张血管、强心、增加冠脉血流量、改善心脏活力、兴奋中枢神经系统、降低血压和胆固醇、软化血管、利尿等作用。但山楂含糖类，糖尿病患者不可过量食用。

很多水果一点儿都不甜，但是它们的含糖量却非常高，如火龙果、榴梿、人参果、大枣，其实含糖量都很高。榴莲，闻着味臭，也不是很甜，但是每 100 克榴梿却含有 28.3 克的糖。还有人参果，吃起来也没什么甜味，但是每 100 克人参果含有 21.2 克的糖。这两种水果虽然都不甜，但是都不适合糖尿病患者吃。大枣是一种非常好的养生保健食物，但是糖尿病患者尽量不要吃大枣，因为每 100 克大枣含糖 30.5 克，是含糖量非常高的食物。

常见水果含糖量对比

悦悦：一点儿都不甜的水果有可能含糖量很高？这跟我们想象的差距太大了，肯定有很多患者都曾经中过招。杨主任，请您把常见水果的含糖量给大家列举一下吧！

了解常见水果的含糖量，糖尿病患者就可以选用适合的水果，以达到饮食平衡。总体来说，按照含糖量从低到高的顺序，可以把水果分为以下几类：

1. **含糖量在 2% 左右的水果。**石榴 1.68%、西红柿 2.1% 等。

2. **含糖量在 4%~8% 的水果。**西瓜 4.2%、草莓 5.9%、甜瓜 (香瓜)6.2%、樱桃 7.9% 等。

3. **含 糖 量 在 8%~13% 的 水 果。**柠 檬 8.5%、鲜 葡 萄

8.2%、李子 8.8%、梨 9.0%、菠萝 9.3%、桃子 10.7%、鲜柿子 10.8%、杏儿 11.3%、橙子 12.2%、苹果 12.3%、甘蔗 12.4%、橘子 12.8% 等。

4. 含糖量在 20% 左右的水果。 香蕉 19.5%、鲜山楂 22.1%、海棠 22.4%、鲜枣 23.2% 等。

常见水果含糖量（克 /100 克）

仁果类

红果	25.1	沙果	17.8	蛇果	14.9
黄香蕉苹果	13.7	京白梨	13.7	苹果	13.5
国光苹果	13.3	梨	13.3	红香蕉苹果	12.3
红富士苹果	11.7	鸭梨	11.1	雪花梨	10.6

柑橘类

柑橘 11.9	橙子 11.1	芦柑 10.3
柚子 9.5	葡萄柚 7.8	柠檬 6.2

浆果类

石榴	18.7	柿子	18.5	猕猴桃	14.5
无花果	16	红提子葡萄	13.1	玫瑰香葡萄	12.1
巨峰葡萄	12	草莓	7.1	葡萄	10.3

核果类

枣	30.5	冬枣	27.8	桃	12.2
樱桃	10.2	久保桃	10	杏	9.1
李子	8.7	布朗李	10.7		

热带、亚热带水果类

椰子	31.3	芭蕉	28.9	榴梿	28.3
波罗蜜	25.7	香蕉	22	人参果	21.2
山竹	18	红毛丹	17.5	桂圆	16.6
荔枝	16.6	橄榄	15.1	火龙果	13.3
菠萝	10.8	枇杷	9.3	杧果	8.3
阳桃	7.4	木瓜	7.2	杨梅	6.7

瓜果类

西瓜	5.8	哈密瓜	7.9
白兰瓜	5.3	香瓜	6.2

糖尿病患者应该怎样吃肉

悦悦：说起肉，我想很少有人不爱吃，什么酱肘子、北京烤鸭、涮羊肉……说得我口水都快流出来了。可是一旦得了糖尿病，好像就跟酱肘子无缘了。杨主任，糖尿病患者可以吃肉吗？哪些肉更适合糖尿病患者吃呢？

万万不可大块吃肉

糖尿病患者能不能吃肉呢？有人认为糖尿病患者不能多吃肉，因为肉的热量高，其实不是的，适当地吃肉是没有关系的；也有人认为肉是蛋白质，多吃肉不会引起血糖升高，所以可以用肉代替主食，其实不然，肉到体内也能转变成糖，如果每天进食主食较少，反而会引起饥饿性酮症。

肉食是人体很重要的一个营养摄入途径，肉食是人体蛋白质的主要来源之一，与植物蛋白质相比，动物性蛋白质更接近于人体，更容易被人体消化、吸收和利用，而且肉食富含人体必需的氨基酸、维生素和微量元素。另外，肉食含热量较高，有利于主食的控制。很多人都有这种体会，吃了肉食就不容易饿，若只吃素食就容易饿。因此，适当地吃肉对糖尿病患者是有利的。但从另一个角度来看，肉类食品含有一定量的脂肪与胆固醇，由于糖尿病患者体内血脂代谢异常，摄入肉食后，使体内低密度脂蛋白（LDL）、胆固醇水平升高，并大量沉积于心血管壁内，最终导致动脉粥样硬化，并诱发冠心病与心绞痛。

糖尿病患者应饮食均衡，也就是在总热量控制的前提下，尽可能做到谷、肉、蛋、奶、蔬菜及水果种类齐全，以便获得均衡营养。吃肉和吃其他食物一样，都要管住嘴，防止过犹不及。适合糖尿病患者的科学食谱应以新鲜蔬菜（叶菜为主，瓜菜为辅）以及豆制品和少量谷物为主体，荤菜可适当吃一些鱼虾类食品，万万不可"大块吃肉，大碗喝酒"，防止血脂水平紊乱，有效地保护心血管的健康。

糖尿病患者宜吃哪些肉类

应该说，糖尿病患者各种肉都能吃，但是从蛋白质结构是否富含不饱和脂肪酸的角度来看，鱼肉好于鸡肉、鸭肉、鹅肉，鸡肉、鸭肉、鹅肉又好于猪肉、牛肉、羊肉。俗话说"吃四条腿的不如吃两条腿的，吃两条腿的不如吃没腿的"，对于糖尿病患者来说确实如此。

糖尿病患者吃肉食要适量，以每天吃 100 ～ 150 克为宜，烹调方法以肉丝炒蔬菜为主，少吃炖肉、蒸肉和涮肉。糖尿病患者如果每天吃 150 克肉食，建议畜肉、禽肉和鱼肉各 50 克。

脂肪的摄取，除了要注意"量"，还要注意"质"。可推荐的适合糖尿病患者经常食用的肉类有：

鱼肉

鱼肉不仅肉质嫩软、易消化，而且营养价值丰富，是餐桌上常见的美食。鱼类含有丰富的蛋白质和脂肪，鱼肉中的脂肪，多为不饱和脂肪，能减少血液中的低密度脂蛋白胆固醇。糖尿病患者可把饱和脂肪酸（肉、黄油）、不饱和脂肪酸（植物油）、多价不饱和脂肪酸(鱼)这三者按比例搭配食用。如鲤鱼、鳕鱼、海参、鳝鱼等。

乌鸡

乌鸡含有丰富的黑色素、蛋白质、B 族维生素等 18 种氨基酸和 18 种微量元素，其中烟酸、维生素 E、磷、铁、钾、钠的含量均高于普通鸡肉，胆固醇和脂肪含量却很低，血清总蛋白和球蛋白质含量均明显高于普通鸡肉，是营养价值很高的滋补品。糖尿病患者可以适当吃一些乌鸡或喝一点儿汤，但不要吃太多。

鸭肉

鸭肉味甘、性寒，最适合在夏秋季节食用，而且不会上火。糖尿病患者一般都有阴虚火旺的症状，吃些鸭肉可以降火润燥。鸭肉含有硒、维生素 B_{12} 和牛磺酸等营养成分。鸭肉中的脂肪不同于黄油或猪油，其饱和脂肪酸、单不饱和脂肪酸、多不饱和脂肪酸的比例接近理想值，对于担心摄入太多饱和脂肪酸会形成动脉粥样硬化的糖尿病患者来说尤为适宜。

扇贝

扇贝的营养价值在贝类中是较突出的，它含有丰富的蛋白质、极少的脂肪和糖类，富含锌、铁、钙、维生素 B_{12}、维生素 E 等，硒的含量也十分丰富。扇贝富含优质蛋白质且易于消化，脂肪和胆固醇含量较低。糖尿病患者只要不存在过敏问题，无肝、肾功能障碍，无痛风症，且严格按照治疗专家规定的饮食方案进食，是不需要对海鲜敬而远之的。吃多少要因人而异，合理进食，以帮助控制血糖，同时预防肥胖及营养不良的发生。

牡蛎

牡蛎中含锌量很高，食用后可增加胰岛素的敏感性，减轻胰腺负担。牡蛎所含的蛋白质中有多种优良的氨基酸，这些氨基酸有解毒作用，可以除去体内的有毒物质，其中的氨基乙磺酸又有降低血中胆固醇浓度的作用。牡蛎还含有维生素 B_{12}，维生素 B_{12} 中的钴元素是预防恶性贫血所不可缺少的物质。

糖尿病患者最好不要多食的肉食有：午餐肉、香肠、猪肉松、火腿、羊肉、猪脑、羊脑、牛脑、炸鸡、扒鸡、清蒸猪肉、煨牛肉、猪肚、羊肚、牛肚、猪肝、羊肝、牛肝、鹅肝、猪腰、羊腰、牛腰、猪心、鸡心、猪蹄、猪肠等，因为这些食品，有些含胆固醇较高，有些有诸多添加剂。

糖尿病患者怎么喝饮料

悦悦：夏日炎炎，人们为了消暑都爱喝一点儿冰啤酒、冰饮料什么的。有些糖尿病患者非常注意低糖饮食，认为完全不能喝果汁，否则会引起血糖增高。杨主任，糖尿病患者到底能不能喝饮料呢？对于豆浆、牛奶、咖啡、酒水等饮品，糖尿病患者应如何饮用呢？

糖尿病患者宜喝哪些饮料

糖尿病患者常常担心喝饮料会升高血糖。其实，喝饮料也有讲究，并不是任何饮料都不能沾边儿。对于糖尿病患者来说，有些饮料不能喝，特别是含糖的碳酸饮料，如可乐、雪碧等。

如果糖尿病患者出汗较多，补水不够，或喝了大量的含糖饮料，就很容易导致高血糖状态。碳酸饮料进入人体后，供给人们的是不需要的热量和糖分，长期饮用可能会增加患者体重，进而令高血糖难以控制。一般来说，喝白开水和茶水是最保险的。

1. **白开水**。糖尿病患者多喝水，可以对体内高渗、缺水状态进行自我调节与保护。增加尿量，可使糖分从尿中排出。这是机体的一种自我保护措施。如果喝水过少，过多的血糖和血液中的其他含氮废物就会得不到很好的排除，从而引起严重后果。因此，糖尿病患者要特别注意补充水分，使体内的废物通过汗液和尿液充分排除。当然，对于肾脏功能不全、水肿的患者要另当别论。

2. **豆浆、牛奶**。牛奶和豆浆富含蛋白质、钙等多种营养成分，特别是大量的蛋白质，因此牛奶和豆浆是糖尿病患者的良好饮料，对老年糖尿病患者特别是老年女性患者十分有利。但患者在饮用牛奶和豆浆时最好不要加糖，血脂异常的患者最好喝脱脂牛奶。否则，也会引起血糖波动。

3. **茶水**。茶水不仅能给人体补充水分，而且可以补充很多营养成分，如茶碱、维生素、微量元素等，还具有提神、健脑、利尿、降压及降脂等多重功效。因此，糖尿病患者可以喝茶，但睡前最好不要喝过浓的茶，以免影响睡眠。

4. **咖啡**。咖啡富含多种营养成分，糖尿病患者可以将其当作加餐，少量饮用。但是，咖啡含热量高于白水、茶，因此糖尿病患者喝了咖啡后，就要控制其他食物热量。此外，要切记喝咖啡时不能加糖。

5. **无糖饮料**。大部分饮料都是含糖的，糖尿病患者不宜饮用，因此只能选择无糖饮料，如无糖果汁、蔬菜汁等，这类饮料富含多种维生素、微量元素和膳食纤维，可避免血糖波动、摄入热量过多和龋齿等情况发生。

糖尿病患者喝酒要讲策略

有人认为，喝酒可以少吃饭，有利于饮食控制。也有人认为，酒精能起到舒筋活血的作用。其实，总的来看，酒精对糖尿病患者是利少弊多的。对于糖尿病患者来说，饮酒的后果是十分严重的。

一般来说，饮酒对于糖尿病患者的危害主要有：

1. 可使血压、血脂增高，这是脑卒中的重要危险因素。

2. 部分服用磺脲类降糖药的患者，可能因为饮酒发生面部潮热、心慌气短等不良反应。

3. 不利于血脂控制，长期大量饮酒会引起脂肪肝甚至肝硬化。

4. 对于肥胖的糖尿病患者，饮酒有增加体重的危险，还可能引起血尿酸增高。

5. 糖尿病患者的肝脏解毒功能差，饮酒会加重肝脏负担，还可发生高脂血症和代谢紊乱。

6. 会损害糖尿病患者的胰腺。糖尿病是由于胰岛素分泌不足所引起的，而酒精会刺激胰腺，导致胰腺结石。

7. 容易引起低血糖。对许多老年患者来说，低血糖比高血糖危害更大，严重时，可能导致昏迷甚至死亡。

8. 对于妊娠糖尿病患者，饮酒不仅会对糖尿病控制不利，还会影响胎儿的发育，对胎儿的智力产生不良影响。

有些糖尿病患者早就有喝酒的习惯，一时难以戒掉。如果逢年过节想喝一点儿酒，则应选择含酒精低的酒类，如啤酒（含酒精约 4％）、葡萄酒（含酒精 14％ 左右）等。切记饮用时要计算热能，适当减少主食量。以啤酒为例，400 毫升约供热能112 千卡，相当于 30 克主食的量，而且不宜空腹饮用。饮酒时，应该以不影响正常进食、不引起不良症状为度。红酒含多种氨基酸和维生素，有抗氧化、活血化瘀的作用，但其作用有限，权衡利弊，糖尿病患者最好不喝，要喝也只能饮少量的干红葡萄酒。总之，糖尿病患者饮酒危害极大，万不可放纵豪饮。

糖尿病患者满足以下条件者可适当饮酒：①血糖控制平稳，空腹血糖在 7.8 毫摩尔 / 升以下。②无糖尿病严重并发症，肝功能正常。

糖尿病患者饮酒要严格限量，每次饮酒量以 1 个酒精单位（含 90 千卡的热量）为限，大约相当于啤酒 400 毫升、葡萄酒150 毫升，或 30 度白酒 50 毫升。每周饮酒不宜超过两次。饮酒前，应适当吃些富含碳水化合物的主食，不宜空腹或睡前饮酒。酒后不可服用安眠药，否则会引起安眠药中毒。饮酒前后可测量一下血糖，若发现病情恶化应立即采取治疗措施。

从长远来看，糖尿病患者应彻底戒酒，饮酒对糖尿病患者是弊多利少，甚至会酿成意外，危及生命，还是不喝为好。

糖尿病患者怎么吃豆制品

悦悦: 豆制品是中国人饮食结构中的一个重要内容。豆类的营养价值比较高，糖尿病患者是不是可以多吃一些豆制品？

豆制品可以多吃，但要减去肉类和主食

豆类包括黄豆、蚕豆、豌豆、绿豆、黑豆等多个品种，其中黄豆的营养价值最高。豆类平均含蛋白质在 30% 以上，而含淀粉量不到 50%，大米、白面含淀粉量却在 85% 以上。同时，豆类也含有较丰富的 B 族维生素，其营养成分易于消化、吸收。除此之外，豆类还含有钙、磷、铁等无机盐，营养十分丰富。

市面上的豆制品有很多，比如豆腐、豆干、豆浆等，都是我们常吃的食品。糖尿病患者也应该多吃豆制品，因为大豆中富含可溶性纤维素，有助于防止血糖升高；大豆中还含有可加速脂肪分解过程的肽类物质，有利于降低糖尿病的风险；糖尿

病肾病是糖尿病的一个重要并发症,在糖尿病饮食中需要限制蛋白质的摄入,但又不可少了含有必需氨基酸的优质蛋白,而大豆中正好富含优质蛋白,且大豆蛋白比动物蛋白对肾功能的负面影响小。所以,糖尿病患者可以在食谱中安排大豆或大豆制品,每天适量食用。

糖尿病患者要注意,吃豆制品相当于同时吃了主食和肉类,所以,吃了豆制品后,一定要相应地减去一部分肉类和主食的量。但是,当糖尿病患者出现血尿素氮升高时,食用豆制品会增加血尿素氮的含量,因此要禁食。

推荐糖尿病患者食用的豆制品

糖尿病患者多吃豆类及其制品,有利于防止血糖增高。豆类营养价值高,富含高纤维,可以让人有饱腹感,稳定血糖,甚至降低胆固醇。而且豆类是优质的蛋白质来源,饱和脂肪又很低,是糖尿病患者的好食物。日常生活中可供食用的豆类制品有很多,价廉物美,糖尿病患者可根据自己的喜好与条件,经常改变品种和烹调方法,食用一些豆制品。

常见的豆制品有:豆腐、冻豆腐、豆腐干、豆腐卷、油豆腐、豆腐丝、熏干、辣干、香干、素鸡、腐竹、大豆蛋白、豆腐乳等。

常见的豆类菜肴有:豆腐脑、烧豆腐、煎豆腐、小葱拌豆腐、砂锅豆腐、锅塌豆腐、麻婆豆腐、虾酱豆腐、鱼头豆腐、素什锦、鸡汤烩油豆腐、豆腐干炒青椒、熏干炒芹菜、豆腐丝炒白菜丝、腐竹拌花生米等。

常见的豆类主食有：黄豆粥、绿豆粥、黑豆粥、黄豆玉米面窝头、豆腐馅饺子等。

不同的豆类含糖量不一样，黄豆的含糖量比较低，而膳食纤维比较高，所以黄豆粉和面粉混合做成的食品就很适合糖尿病患者。豆浆、豆腐和豆制品主要是黄豆制成的，只要吃得不过量（豆制品少于 100 克 / 天，或豆腐少于 200 克 / 天），可以不计入主食。绿豆粥、红豆粥、芸豆粥和米粥的含糖量比较接近，可以适当多吃一点儿。

绿豆、红豆和芸豆等豆类食物的含糖量较高，用豆类或薯类制作的粉条、粉皮含糖量也比较高，糖尿病患者吃这些豆类食物的时候应适当减少主食。

第二章　糖尿病的运动治疗

糖尿病运动疗法益处多

> **悦悦：**医生建议糖尿病患者要"管住嘴，迈开腿"，前者说的是饮食控制，后者则说的是运动疗法。那么，为什么要求糖尿病患者一定要"迈开腿"呢？运动治疗对于糖尿病患者到底有哪些好处？

运动疗法和饮食疗法一起构成了糖尿病治疗的两大基石。没有两者的配合，任何药物的使用都是不可能成功的。只有药物和饮食、运动互相配合，治疗才能达到事半功倍的效果。糖尿病患者如果已经做了饮食控制，再科学地进行运动治疗，不仅可以降血糖、降血脂，还可以改善心脏功能，使心理状态、身体状态更健康。规律的体育运动对每个人都非常重要，但对于患有糖尿病的人来说，则具有更加重要的意义。

具体来说，运动治疗对糖尿病患者的意义有很多：

1.运动可以提高身体对胰岛素的敏感性，增强胰岛素和其受体的亲和力，增加肌肉对葡萄糖的利用等机理，有效地改善糖代谢，达到降低血糖的目的，提高饮食和药物的治疗效果。

2.运动可以加速组织对脂肪酸的利用，增加脂蛋白脂酶活性，降低甘油三酯水平，升高高密度脂蛋白胆固醇。运动还能促进血液在血管中的运动，降低血脂和血液黏稠度，保护心血管系统，从而有效地预防和治疗高血压、冠心病、血脂紊乱等糖尿病慢性并发症。

3.运动能促进新陈代谢，增加能量消耗，减少体内脂肪。有研究表明，当肥胖2型糖尿病患者减重后，可以有效地减轻胰岛素抵抗，提高降糖药物的疗效，使血糖得到良好控制，并能有效地改善血脂、血压。

4.患者还能在运动中增强心脏及呼吸的功能，加强骨骼的坚韧性、强壮肌肉，增强体质，提高身体免疫力。

5.运动可以调整患者大脑皮质的活动状态，使人精神高度饱满，提高生活和工作效率，使糖尿病患者性格开朗、精神愉快，增进全身新陈代谢。

6.在运动过程中，可以增加人与人之间的交流，使糖尿病患者心情愉快，生活质量明显提高，增强战胜疾病的信心。

权威研究表明，坚持规律运动12～14年的糖尿病患者，死亡率显著降低。相信糖尿病患者都可以通过体育运动使病情得到良好的改善，只有更好地运动、更正确地运动，才能更好地摆脱痛苦，远离糖尿病并发症。

然而，不当的运动也是有风险的，如增加低血糖的发生率、加重糖代谢紊乱等，因此患者需要在医生的指导下安排运动。如：患者不宜空腹运动，1型糖尿病患者空腹运动时间过长可能会诱发酮症；对于 1 型糖尿病或胰岛素依赖型糖尿病，运动疗法无特殊治疗意义，且此类患者的血糖不易控制，因此只能做轻微活动；对空腹血糖超过 16.5 毫摩尔 / 升，有明显酸中毒、酮血症或严重心肾合并症者，即病情尚未得到控制的重度糖尿病患者，最好不要运动。

运动处方要量身定制

悦悦：运动治疗虽然很重要，但是运动门类那么多，糖尿病患者到底选择哪一种比较好？再者，糖尿病患者的年龄、身体状况各有差异，不同人群应该怎么运动？

糖尿病患者适宜的日常运动方式

糖尿病患者应依据自己的身体状况，制定适合自己的运动方式，适宜的运动可以减低身体的重量，增长胰岛素敏锐性。体育运动是慢性糖尿病患者必要的治疗方法。

糖尿病患者应该选择自己喜欢的运动方式，这样才不会在运动中感到枯燥，并能长期坚持下去。一般年轻人可以选择慢跑、球类、游泳和爬山等；中老年人可以选择散步、骑自行车、打太极拳、打门球等；一些体力较好的患者，还可以配合一些肌肉力量的练习，如哑铃操。对于合并周围神经病变感觉手足麻木者，或因末梢循环差感觉手足发凉者，可以多做一些活动肢体的运动，如步行、甩臂动作、游泳等。

运动强度有低、中、高之分。患者除了要考虑自己的兴趣爱好，还可以根据自己的年龄、身体情况和环境条件等选择不同强度的有氧运动，一般以中低强度运动为主。低强度的运动包括：购物、散步、做操、打太极拳、练气功等；中等强度的运动包括：快走、骑车、打高尔夫球等；强度较高的运动包括：舞蹈、有氧健身、慢跑、游泳、骑车上坡等。

运动时间要根据自身情况来定。总体来说，每周运动 5 天，每次运动 30 分钟是最基本的要求。

从能量代谢角度分析，短跑之类强度大、时间短的运动，基本上对患者的血糖影响不大。强度中等、运动时间长的运动，产生的血糖代谢是有氧代谢，而有氧代谢比无氧代谢可以多产生 10 倍的能量，所以糖尿病患者的运动方式最好以耐力性运动为主，如步行、慢跑、游泳、划船、骑自行车等。

步行方式	步速	适合人群
疾走	150 步 / 分钟	适合肥胖者
快走	120 步 / 分钟	适合年龄低于 60 岁者
慢走	60 ~ 70 步 / 分钟	适合 60 岁以上血糖不稳定者

年轻肥胖型糖尿病患者的运动处方

相对来说，年轻肥胖型糖尿病患者的体力较好，对疲劳的耐受性较强，因此，可适当加大运动强度和运动量。建议选择长跑、步行、游泳、划船、爬山类运动，或球类运动等有氧运动方式。运动强度可达最高心率的 70% ~ 80%。

由于年轻肥胖型糖尿病患者多有减肥的主观愿望，目标性较强，具有一定的自觉性，运动频率可适当增大，每天运动一次为宜，每次运动时间不少于 1 小时，持续时间可视减肥目标而定。

步行是国内外最常用的糖尿病康复锻炼方法。体质良好、病情较轻的肥胖型患者可以进行快速步行，每分钟 120 ~ 150步。病情中等的患者可进行中速步行，每分钟 110 ~ 115 步。

中老年糖尿病患者的运动处方

中老年糖尿病患者患病时间长，治疗时间长，对家人拖累大，常易发生焦虑、消极、孤独、恐惧、价值感丧失、衰老感、行为退化等不良情绪。这些不良情绪有可能导致中老年糖尿病患者发生不良行为，甚至放弃治疗。有些中老年肥胖者的器官功能衰退，还伴有不同程度的并发症，因而在制定中老年运动处方时要特别注意安全。运动方式可选择长距离步行或远足、慢跑、骑自行车、游泳、爬山，非比赛性球类运动如乒乓球、羽毛球，并辅以太极拳、气功、健身操、爬楼梯等。

老年体弱的糖尿病患者可采用慢速步行，每分钟 90 ~ 100 步。步行可以选择在早晨、傍晚、饭后 1 ~ 2 小时进行。

运动强度应因人而异，由小强度开始。一般 40 岁的人心率控制在 140 次 / 分以内，50 岁者在 130 次 / 分以内，60 岁以上者以 120 次 / 分以内为宜。

中老年患者特别是老年患者，运动频率可视具体情况增减，每周运动以 3 ~ 4 次为宜，每次运动时间以 30 ~ 40 分钟为宜，最好选择在下午。需要注意的是，如果在运动过程中感觉很轻松或很吃力，可以适当调节运动强度和时间，适当增减运动量。为了增强体质，提高健康水平，中老年人应养成常年运动的好习惯。

糖尿病儿童的运动处方

同成人糖尿病一样，糖尿病患儿也需要充分的运动，因为运动不但是糖尿病治疗的需要，更是患儿生长发育所必需的生活内容之一。合理运动可以给糖尿病患儿带来许多益处，如：增加肌肉对胰岛素的敏感性，增强葡萄糖利用，减少胰岛素用量，有利于血糖控制；改善心血管功能，有利于防止心血管疾病的发生；增强体质，促进生长发育和增强机体免疫力。运动的种类和剧烈程度应根据糖尿病儿童的年龄和运动能力进行安排。运动适度，以运动后有微汗，感觉轻松愉快，稍感乏力，休息一会儿后即可恢复体力，第二天仍然体力充沛为准。

对于糖尿病患儿的运动，患者及家长应该注意以下问题：

1. 糖尿病患儿应该每天参加 1 小时以上的适量有氧运动。最好能定时、定量运动，循序渐进，才能收到良好的治疗效果。

2. 1 型糖尿病是一种终身需要依赖胰岛素治疗的疾病。虽然运动可以降低患者血糖，但是患者不能完全依靠运动来控制血糖，更不能随便停用胰岛素。由于运动时的肢体血流加速，胰岛素吸收增快，因而注射胰岛素的患儿可将注射部位改为腹部。

3. 糖尿病儿童患病初期需要静养，治疗重点应该是平衡好饮食，用胰岛素调整好血糖，不宜参加任何运动。

4. 患儿的运动要参考他的体质、过去的运动方式和运动量，运动强度要适当，不宜参加剧烈的运动；要掌握好运动时间，应该餐后半小时运动，每次活动以 30 ~ 60 分钟为宜。

5. 患儿在运动前必须做好胰岛素和饮食的调节，剧烈运动前需增加饮食量或随身准备充饥食品或糖果，必要时也可将胰岛素用量减少 10%。

6. 可以选择一些有趣的运动方式，便于患儿长期坚持，如骑车、跑步、打羽毛球、打乒乓球、踢足球、跳皮筋、踢毽子、跳绳等，都是很好的运动方式。不适合的运动项目有拔河、长跑、倒立、掰手腕、攀高、潜水等。如有可能，父母可以与患儿一起参加运动，有助于增加孩子对运动的兴趣，增进父母与孩子的感情。

7. 在进行体育锻炼时，应防止低血糖的发生，天气太热、运动时间过长时，还要防止脱水，运动时最好随身带一点儿食物和水，以及时补水、进食。

8. 已有视网膜、肾脏并发症者及代谢控制不良的患儿，不宜剧烈运动。如果患儿有感冒、发烧、糖尿病酮症酸中毒、血糖 >16.7 毫摩尔 / 升、尿中有酮体、足部或下肢有异常感觉、视物模糊时，应立即中止运动，休息或就医。

科学、合理地安排运动

悦悦： 运动有益于血糖控制，可是对于糖尿病患者，是不是运动量越多越好呢？怎样运动才算是科学合理的呢？

科学的运动程序

运动治疗虽然有很多益处，但这些益处来自于运动安排的合理性和科学性。对于糖尿病患者来说，应该在医生的指导下，根据年龄、自身病情、原有体质，合理安排运动量，循序渐进、量力而行、持之以恒。

在运动之前，患者应在医生的帮助下制定适合自己的运动计划，应做 10 ~ 15 分钟的低强度热身运动，如伸腰、原地踏步、慢走、打太极拳、腹部呼吸、保健操等，以伸展肌肉，以免运动时拉伤。如果是用胰岛素治疗的患者，应在运动前先为自己注射胰岛素，因为运动会加快吸收胰岛素，易发生低血糖。

运动过程中，患者应随时注意自己的心率变化和身体状态，如出现轻微喘息、出汗等，应适当控制运动强度。若出现胸闷、憋气、乏力、头晕、心慌及腿痛等不适时，应立即停止运动，原地休息。若休息后仍得不到缓解，应尽快到附近正规医院就诊，以免造成不良后果。运动时间应保持半小时左右，但在初始阶段应从 5 ~ 10 分钟开始，逐步增加至半小时。

运动结束时，患者不要突然停止运动，此时可做 5 ~ 10 分钟的恢复整理运动，如慢走、弯腰、踢腿等，逐步放慢节奏，使得心率降至运动前水平。每次运动后应仔细检查双脚，若发现红肿、水疱、血疱、感染等，应及时就医、及时处理。

运动前的热身活动和运动后的整理活动，都是通过活动四肢，减轻肌肉的紧张度，提高心脏对运动的适应能力，减少肌肉损伤和疼痛的发生。

需要注意的是，当患者活动量过大时，应该及时地、相应地调整自己的食物及药物，以免发生低血糖；自己应该备有血糖仪，方便在运动前和运动后检测血糖，以掌握运动强度与血糖变化的规律；平时应随身携带糖果，出现低血糖时可随时补充。

恰当的运动强度

糖尿病患者的运动强度并不是越剧烈越好。运动强度要根据自己的年龄、体重、血糖水平、心肺功能状态等情况制定，运动强度太大可能会造成不良后果，运动强度太小则达不到治疗效果。

一般年轻人、早期糖尿病、无明显并发症患者，可以进行中等强度的运动。反之，老年人、病情不稳定者，或有眼底出血、蛋白尿的患者，应以低强度的运动为主。剧烈运动能使血糖升高，加重眼底出血，增加尿蛋白，诱发心肌梗死，并能诱发酮症（多在 1 型糖尿病病情不稳定时），应该避免。可见，运动治疗如果安排不合理，非但无益，反而有害。

运动强度的判断是根据一个人在运动时的心率（脉搏）和他所能达到的最大心率进行比较来判断的。最大心率的计算公式为：220－年龄。例如，50 岁的人的最大心率为 220－50＝170 次／分。糖尿病患者的运动强度应该以浑身发热、出汗但不大汗淋漓为宜，心率应控制在 170－年龄以内。例如，70 岁的人运动，运动中心率应该控制在 170－70＝100 次／分左右，这样的运动强度才是有效的、安全的。

另外，一个人在运动时自觉疲劳的程度也可作为判断运动强度的间接指标。在日常运动中，采用上述两种方法进行判断比较简便易行。

运动强度的判断标准

低强度运动	心率相当于其最大心率的 40% ~ 60%	自我感觉有较轻度疲劳
中等强度运动	心率相当于其最大心率的 61% ~ 70%	自我感觉有点累或稍累
高强度运动	心率相当于其最大心率的 71% ~ 85%	自我感觉较累
极高强度运动	心率大于其最大心率的 85%	自我感觉很累

运动交换表

运动强度	每消耗 1 单位热量所需运动时间	运动项目
最轻度	持续 30 分钟左右	散步、站着乘车、做饭、做家务、购物、拔草等
轻度	持续 20 分钟左右	步行、洗澡、下楼梯、做广播体操、平地骑自行车、打太极拳等
中等度	持续 10 分钟	快步走、慢跑、爬楼梯、坡路骑自行车、滑雪、滑冰、登山、游泳等
高强度	持续 5 分钟	长跑、跳绳、打篮球、打羽毛球、打排球、长距离登山等

注：1 单位相当于消耗 80 卡热量。每天运动 2 单位效果最好，可有效降低血糖，并能防止糖耐量低减转化为糖尿病。

从医学角度上说，低强度、中等强度的运动属于有氧运动，而高强度、极高强度的运动属于耗氧量过大的运动。在糖尿病患者的运动治疗中，低强度、中等强度的有氧运动是最常见的运动方式。此外，切忌运动量忽大忽小，以免造成血糖明显波动。

运动频率和时间

　　糖尿病患者的运动时间应根据自身身体状况和体力活动水平而定，一般以每天 30 分钟以上，以中等强度的运动即以每 10 分钟消耗 80 千卡热量为宜。运动时间可以分几次进行，即每天的运动时间可以累计计算。每周 5 ~ 7 天，最好每天都运动，关键要持之以恒。

　　对于以前未参加过运动的患者，鼓励其运动时间从 5 ~ 10 分钟开始逐渐增加至 20 ~ 30 分钟，从每周 2 ~ 3 次逐渐增加到 5 ~ 6 次，从而达到每周 5 ~ 7 天，每天运动至少 30 分钟的稳定运动状态。

　　对于身体健康的人来说，在运动时间方面可以随心所欲，而对糖尿病患者来说，血糖本来就不稳定，运动时会消耗能量，进而对血糖产生影响，导致血糖波动更大。如果没有及时加餐，运动量又过大，则很容易在运动中发生低血糖昏迷。因此，糖尿病患者的运动时间应相对固定，一天之中较适宜运动的时间一般在早晨或下班后，尽可能在饭后 1 ~ 2 小时开始运动，因为此时患者的血糖水平比较稳定，加之胃中的食物也消化大半，跟餐后立即运动相比，也不容易伤害肠胃。尤其是早餐后，是运动的最佳时间，因为这时可能是一天中血糖最高的时候，此时运动往往不必加餐。

　　需要注意的是，患者不要在胰岛素或口服降糖药作用最强的时候运动，否则有可能导致低血糖。

老少皆宜的步行运动

悦悦：我经常在朋友圈里看到有人晒自己的步行运动量，步行这种运动方式真的是非常流行，老少皆宜。步行运动到底有哪些好处？糖尿病患者步行有没有需要特别注意的地方？

世界卫生组织认为，步行是最安全、最佳的运动和减肥方式。2010 年我国卫生部推出"吃动平衡，走向健康"运动，并将每月 11 日定为"步行日"。近年来，"走路健身"的理念越来越多地得到大众的认可。

步行运动不但不需要特殊技能、运动器材、特殊场地，而且不需要花费更多的时间，受伤的危险很小，容易坚持，在各个年龄段、不同社会背景人群中均可以进行。

步行运动益处多

具体来说，步行对糖尿病患者的好处主要有：

1. 步行可以降血压、降血脂，能增强肌肉脂蛋白酶活性，促使肌肉细胞利用脂肪酸，降低血清胆固醇、甘油三酯和低密度脂蛋白胆固醇，升高高密度脂蛋白胆固醇。

2. 步行能增加能量消耗，促使脂肪组织分解，增加血液中游离脂肪酸的利用，促使大量脂肪消耗，并可使多余的葡萄糖消耗，使其不转化为脂肪，从而减少异生脂肪聚集，减轻体重。

3. 步行有利于控制血糖，促进下肢及足部血液循环，改善心肺功能。

糖尿病患者一般可在餐后 1 小时后活动 20 ~ 30 分钟，每天 2 ~ 3 次。通常，步行 30 分钟消耗热量是 100 千卡，快步走 30 分钟可消耗热量 150 千卡。运动强度越大，则消耗热量越大；运动时间越长，则消耗热量也越多。

步行方式多样化

糖尿病患者要根据年龄、病情选择适合自己的步行方式。慢步行走的频率是每分钟 50 ~ 80 步，适合年老体弱者；中速行走的频率是每分钟 80 ~ 100 步；快步行走的频率是每分钟 100 ~ 120 步，消耗能量比较多，不适合年老体弱多病者；倒步行走可增加大腿后部和腰背部肌群的力量。倒走应在开阔平坦的场地进行，最好有人互相照应，步速每分钟 40 ~ 60 步，距离 600 ~ 1 000 米；还可以击掌走，一边步行一边击掌，有利于上肢肌肉的收缩与运动。上下肢互相配合，更能增加糖与脂肪的消耗。

步行运动需注意

进行步行运动时要注意步行姿势。患者要做到头要正直，目要平视，躯干自然伸直，身体重心稍前移，上肢与下肢配合协调，步伐有力而稳重，步幅适中，两脚落地有节奏感。正确到位的动作可以使运动者少做无用功，效果更好。

步行时可随身携带少量食品，防止步行中发生低血糖。注意饮水，想喝就喝，不要等到口渴时再喝，可在步行前、步行中、步行后多次饮水，不要一下子大量饮水。有些患病的老年人运动时互相攀比，导致运动量过大，加重病情，得不偿失。每日步行结束后，必须仔细地检查双脚是否有异常，是否有红肿、血疱、水疱甚至肿胀等情况，一旦发现问题要及时就诊。

能不能用家务劳动代替体育运动？

悦悦：有些糖尿病患者认为，做家务也是一种运动，自己做一天家务的活动量足够大了，完全可以取代运动。杨主任，做家务真的等同于运动锻炼吗？

对于做家务可以降糖这一点，答案是肯定的。目前，做家务降血糖已被科学研究所证实。但需要注意的是，做家务只是辅助性的降糖，并不能完全代替体育活动。

家务劳动虽然烦琐、累人，但通常是以局部运动为主，使人感觉劳累，而事实上消耗的热量是很少的，属于一种轻体力劳动。虽然比完全不活动要好得多，但并不能代替全身运动，达不到运动治疗的目的。家务劳动不可能对身体产生全面、系统的锻炼作用，糖尿病患者在做家务的同时也应安排专门的时间进行运动锻炼。患者通过运动锻炼，可使全身各个组织和器官都能发挥锻炼作用，这样就避免了家务劳动的局限性，使全身各个系统都得到必要的锻炼，从而促进机体的新陈代谢，加强代谢的调节，提高葡萄糖的利用率，增强胰岛素的敏感性，进而达到控制血糖、增强体质的目的。

家务事较多的患者，可以根据自己的工作、居家环境和具体条件选择适合自己的运动方式。轻度的运动项目有步行、下楼梯、做操、打太极拳、平地踏自行车等；中度的运动项目有缓慢跑步、上楼梯、打排球、登山、坡路骑自行车、跳舞等；高强度运动项目有跳绳、打篮球、游泳等。中老年患者主要进行轻体力活动，通过增加活动时间来增加热量的消耗；年轻人则可做一些强度大的活动。

患者也可以将家务劳动和体育锻炼结合起来进行，如推着儿童车做较长距离的散步，和儿童一起跑步、打球、做操等。家务劳动量要适宜，患者要感觉能胜任，比较轻松愉快，这样才有益于健康；反之，如果家务劳动过于繁重，使患者觉得精神和体力不堪重负，则对身体有害无利。

　　总之，做家务属于低强度活动，除了做家务外，糖尿病患者不应放弃其他的运动锻炼。糖尿病患者选择什么样的运动方式、运动强度和运动时间，是根据个人病情、体质、年龄等多种因素综合考虑的，任何形式的家务都不能完全取代运动锻炼。

当心运动不当反而适得其反

　　悦悦：杨主任，有个问题想请教您。俗话说，"饭后百步走，能活九十九"。有人吃过饭后立刻就出门运动，有人早晨天不亮就起床出去运动……总之每个人都有自己的运动习惯。但有些习惯肯定是不正确的，万一运动不当，是不是反而有害呢？

　　老百姓的运动误区的确还是挺多的，如果不加以纠正，很容易引起不良的后果。

常见的运动误区

　　任何事物都有正反两方面的作用，关键在于如何充分利用其有利的一面，避免不利的一面。运动疗法也是如此，运动对糖尿病患者有诸多好处，但不恰当的运动则可能给患者造成不良后果，应该极力避免。

糖尿病患者常见的几个运动误区有：

1. **饭后马上运动**。运动时，糖尿病患者要特别注意，刚吃完饭一小时内不要运动。因为吃完饭以后，胃需要大量的血液来消化和研磨。为什么有些人吃饱了会发困？因为饭后一小时内，是给胃充分研磨的时间，一小时以后胃就排空了，这时候才可以开始活动。糖尿病患者最好在进食 1 小时后再开始运动，运动的持续时间最好不要超过 40 分钟。

2. **饭前运动**。饭前加大运动会促进药物的低血糖效应，尤其是吃胰岛素促分泌剂——例如各种磺脲类药物的人，还有打胰岛素的人，饭前一小时运动非常容易得低血糖。有的人说这样的时间太固定了，难免要出门，要逛商场。没有关系，可以随身带点儿食物，如果外出超过两三个小时，下顿饭之前回不来，一定要在活动超过两小时以后吃一点儿食物，哪怕吃一点儿饼干，以预防低血糖的发生。

3. **做家务就是运动，不必再运动了**。做家务虽然具有运动的部分特点，但是并不能完全取代运动。因为做家务是以完成必要的家庭事务为主，不具有治疗运动的连续性、全面性和系统性，运动强度较低，不能满足糖尿病治疗所需要的运动量。

4. **越早起床运动，效果越好**。每个人都有一个生物钟，每个人都应该根据自己的生物钟进行作息，不应刻意效仿他人。过早起床，可能会打乱生物钟，导致人体生物节律紊乱，使体内节律性分泌的激素发生紊乱，从而引起血糖波动。

5. **运动能够降低血糖，进而代替降糖药**。一些糖尿病患者认为只要运动就可以控制好血糖，甚至可以代替药物作用，这些想法是错误的。运动治疗只是辅助的糖尿病治疗方法，不能完全替代药物。而且，不正确的运动方式、盲目的运动强度，不仅不会达到理想效果，还会加重患者病情。

6. **已经服用降糖药，就不必再运动了**。运动疗法是糖尿病治疗的重要内容，不可或缺。没有运动治疗的配合，任何药物的使用都是不可能成功的。进行适当的运动，不仅可以降血糖、降血脂，还可以辅助降糖药物更好地发挥疗效。

运动的注意事项

一般来说，运动时感到周身发热、出汗但又不是大汗淋漓，心率控制在安全范围（心率 =170– 年龄）内，即可判断该运动是有效的，同时又是安全的。需要特别提醒糖尿病患者的是，对于老年患者、体弱患者、伴有心脏病或并发症的患者，在运动时要量力而行，不强求达到上述的心率范围。此外，糖尿病患者运动治疗还有一些注意事项：

1. 在运动时要注意防止低血糖，要做到经常检测血糖；运动量大时要及时加餐；应在餐后一小时以后活动；避免空腹运动，尤其是 1 型糖尿病患者空腹运动时间过长可能会诱发酮症。

2. 运动方案在实施之前，最好到医院进行一次全面系统的检查，包括血压、血糖、糖化血红蛋白、心电图、眼底、肾功能等，请医生给出合理的建议。如果是老年人或者肺病患者，有条件的应加测肺功能，有严重的心肺功能障碍或眼底有出血等病史的，则不应参加运动。如果运动后血压上升，眼底出血或心肌缺血，应停止或减少运动。

3. 运动时要穿宽松、舒适的衣裤，合适的袜子和鞋子，尤其要注意鞋袜的透气性。运动前后检查足部有无异常变化，预防糖尿病足的发生。

4. 随身携带水和用于救治低血糖的食物，如饼干、糖果等。

5. 选择宽敞、平整、安全的运动场地。最好结伴运动，同时携带糖尿病救助卡，以便发生意外时能及时得到帮助。

6. 1 型糖尿病患者，也就是"三多一少"明显的患者，运动时应该和药效高峰时间错开，以免发生低血糖。如常用的普通胰岛素，它的作用高峰是在用药后半小时，那么，运动应该在用药一小时以后进行。

7. 运动后要注意补充水分，特别是控制不理想的患者更应注意。

8. 尽量避免在天气恶劣时运动，不在酷暑及炙热的阳光下或冷风严冬中运动。

9. 糖尿病患者在进行运动治疗的时候还应注意医务监督，

随时检查身体。

运动治疗是否适合所有的糖尿病患者?

糖尿病是现代社会中很常见的一种疾病,这种疾病给很多患者带来了很大的影响。虽然运动治疗对糖尿病有很多好处,但是我们必须根据每个人的具体情况制定恰当的运动治疗方案,有些患者的病情不适合进行运动治疗,有些患者进行运动治疗反而会加重病情。那么,哪些糖尿病患者不宜进行运动治疗呢?

病情控制不佳,血糖很高或血糖波动大的患者,频繁出现低血糖反应者。

重症心血管疾病,有严重的心律失常、心功能不全、心绞痛或心肌梗死、急性感染、肝肾功能不全、活动性肺结核的患者应中止运动。

较严重的糖尿病肾病,尿中有蛋白、红细胞及管型者应主动减少运动量,尿中有酮体者禁止运动。

有明显的眼底出血、视网膜脱离及青光眼者,应在病情得到有效控制后再参加运动。

严重的周围神经病变,肢体麻木明显、感觉迟钝者。

糖尿病患者在清晨没有注射胰岛素时不要进行体育锻炼,以防发生酮症;在注射胰岛素后吃饭以前也要避免体育活动,以防发生低血糖。

糖尿病合并高血压，血压大于 160/100 毫米汞柱者应暂停运动。

严重的直立性低血压者。

糖尿病神经病变，影响四肢、肌肉的感觉和运动者，必须在有效的保护和监测下进行运动。

糖尿病足患者必须进行评估，降低运动量，严重者要避免体育锻炼。

运动不当有哪些害处？

没有一种运动方式对身体是完全有益而无害的。适当的运动方式、运动量，可以防治糖尿病、改善生活质量。不合理的运动不但于病无益，还会导致各种副作用。因此，糖尿病患者在运动时要讲究科学的方式方法，运动前必须接受专业医生的指导，根据自身的体质和病情科学地安排运动方式和运动量，避免因盲目运动而造成难以挽回的后果。

因运动不当而可能产生的副作用主要有：

1. 采用胰岛素或磺脲类药物治疗的糖尿病患者，在运动量过大又没有及时加餐的情况下，可能会引起血糖波动，有时还可能发生应激性血糖升高。

2. 运动不当可能会出现运动时血压升高，运动后又发生体位性低血压。

3. 由于运动加重心脏负担，可能会导致心脏缺血加重，引起心脏功能不全或心律失常，甚至诱发心绞痛、心肌梗死等并发症。

4. 可能会加大视网膜病变患者视网膜出血的风险；对于糖尿病肾病患者，运动会减少肾血流量，使尿蛋白排出增加，加重肾脏病变。

5. 部分糖尿病患者，尤其是 1 型糖尿病患者，在未很好控制血糖的情况下运动，会使血糖上升，出现尿酮体，甚至酮症酸中毒。

对于以上这些由于运动可能发生的问题，糖尿病患者只要掌握好运动的程序、强度、运动量、时间等，并得到专业人士的指导和监护，是完全可以避免不良后果的。

不良反应严重时应及时中止运动

如果糖尿病患者在运动中出现下列症状，应立即停止运动：心脏不适的症状，例如心悸、心跳过快或突然过慢或不规则、心绞痛等；胸部、上臂、咽喉部不适或沉重的感觉，特别是这些感觉发生在老年人或有心脏病患者的身上时，往往是心肌供血不足甚至是心肌梗死的先兆；头部眩晕、轻度头痛或身体任何一部分突然疼痛或麻木，应预防中风的发生；面色苍白、出冷汗、全身颤抖、心悸等，应警惕发生低血糖；严重气短，提示缺氧；并发症有加重的倾向；一过性失明或失语；关节疼痛。若症状严重时应及时就医。

　　另外，运动中可能发生血压过高。对于高血压患者，在血压没有得到很好控制前，不要进行运动，等到血压控制稳定后再开始运动疗法，同时要注意监测血压，掌握适宜的运动强度和运动时间，避免运动后血压过高。

糖尿病足患者应如何运动

　　悦悦：有一类特殊的糖尿病患者，就是并发糖尿病足的患者，他们的足部已经发生了或轻或重的病变，对于这样的患者，有什么比较好的运动治疗方法呢？

什么是糖尿病足？

　　糖尿病足是糖尿病最严重和治疗费用最高的慢性并发症之一，是糖尿病患者由于合并神经病变及各种不同程度周围血管病变和感染等因素，导致足部或下肢组织破坏的一种病变，包括足趾疾病、胼胝形成、组织坏死、皮肤损害和足溃疡、肌肉骨骼病变。其中最为常见的后果是慢性溃疡，最严重的后果是截肢。

近年来，糖尿病足的患病率正在逐年升高，且并发症发生率高，具有较高的致残率和致死率，严重影响患者的生活质量和寿命。据统计，糖尿病患者的截肢率是非糖尿病患者的 15 倍，因此，我们对糖尿病足一定要引起足够的重视。

糖尿病足的前期症状有：小腿经常抽筋；在行走一段距离后下肢感到疲乏、劳累、发麻、酸胀；偶觉脚趾或足底有蚂蚁爬的感觉或偶有针刺感，一闪而过；坐太久或走太久时，臀部或下肢感沉重，乏力；下肢畏寒，或一侧肢体较明显，感觉脚没有热乎气；用手指摸小腿皮肤感觉有些迟钝，不像正常皮肤摸上去那么敏感。上述症状都是糖尿病足前期的症状，应及早进行治疗。

诊断糖尿病足应当具备如下要素：第一是糖尿病患者；第二要有足部组织营养障碍（溃疡或坏疽）；第三要伴有一定程度的下肢神经或血管病变。三者往往共存。

糖尿病足的分类

糖尿病足一般分为三种类型，即神经型、缺血型和神经缺血型（也称混合型）。目前，我国糖尿病足以混合型为主，其次为缺血型，而单纯神经型比较少见。

糖尿病足的症状和体征因病程和病变严重程度而不同。目前糖尿病足最好的治疗方法是早期防治，阻止病情的蔓延。因此，了解糖尿病足分级的情况显得尤为必要。

糖尿病足分级方法

等级	症状
零级	皮肤无开放性病灶。表现为肢端供血不足，肢端发凉，颜色发绀或苍白，麻木、感觉迟钝或丧失，肢端刺痛或灼痛，常伴有足趾或足的畸形等高危足表现
一级	肢端皮肤有开放性病灶。水疱、血疱、鸡眼或胼胝，冻伤或烫伤及其他皮肤损伤所引起的浅表溃疡，但病灶尚未波及深部组织，没有感染表现
二级	感染病灶已侵犯深部肌肉组织。常有轻度蜂窝织炎，多发性脓肿及窦道形成，或感染沿肌间隙扩大，造成足底、足背贯通性溃疡或坏疽，脓性分泌物较多，足或指趾皮肤局灶性干性坏疽，但肌腱韧带尚无破坏，无骨髓炎或深部脓肿，致病菌多为厌氧菌或产气菌等
三级	肌腱韧带组织破坏。蜂窝织炎融合形成大脓腔，脓性分泌物及坏死组织增多，足或少数足趾干性坏疽，但骨质破坏尚不明显
四级	严重感染已造成骨质破坏、骨髓炎、骨关节破坏或已形成假关节，部分足趾或部分手足发生湿性或干性严重坏疽或坏死
五级	足的大部或全部感染或缺血，导致严重的湿性或干性坏疽，肢端变黑，常波及踝关节及小腿，病情广泛而严重，有时发展迅速

糖尿病足患者运动的注意事项

糖尿病的运动疗法有多种形式，比如散步、跑步、打球、游泳、爬山等，但运动疗法的选择要因人而异。糖尿病足是糖尿病最常见的并发症之一，在运动时应特别注意以下情况：

1. 有开放性病变（溃疡、感染、坏疽）的足，原则上是不适合运动疗法的，因为负重受压可使足的病变进一步加重。

2. 足部虽然没有开放性病变，但存在发生病变的危险因素，如神经病变足、血管病变足、畸形足、既往曾有溃疡史的足。此类患者是可以运动的，因为适当的运动也可以改善下肢与足的血液循环。

足部有危险因素的糖尿病患者，在运动时应注意以下情况：

足部有神经病变的患者，运动时首先要选择合适的鞋，可选大小适中的运动鞋或皮鞋，有足畸形或足肿胀的患者尤其要注意，绝不能赤足或穿凉鞋运动。每次运动前要注意检查鞋内有无异物，鞋内有无破损（不能穿有破损的鞋或经过修理的鞋）；运动后要仔细检查足部有无红肿或受压的痕迹（如果有，说明鞋不合适），一旦发现有皮肤破溃应及时到医院就诊。有足畸形或足肿胀的患者以散步为宜，不宜做较剧烈的运动。

血管病变时也应注意对足的保护，因为血管病变足对溃疡的抵抗降低，而且一旦发生溃疡很难愈合。如果运动后出现下肢疼痛，提示血管病变较重，应及时到医院就诊，不用再坚持运动。

如果足部有开放性病变，有坏疽、急性溃疡合并感染、严重神经病变导致夏科关节时，患者应多卧床，不能行走。如果有慢性溃疡而且没有感染，在使用特殊的鞋或鞋垫以保证溃疡处不受到压迫的情况下才能适当运动。

糖尿病足患者的运动处方

运动是治疗糖尿病足的基础疗法之一，糖尿病患者首先要安排好适合自己的运动处方。

如果患者病情允许，应鼓励他们做促进下肢血液循环的锻炼。走路是最适宜的运动方式之一。每天应尽量完成 30 ～ 60 分钟的行走，坚持 3 ～ 4 周之后，大部分患者会感到腿部疼痛明显改善。下肢血液循环不良的患者，除坚持走路运动之外，还应练习下列腿部运动：

提脚跟：脚跟提起、放下，重复 20 次。

踮脚尖：手抓住椅子，踮起脚尖，提起、放下，同时可以踮脚尖绕椅子走几圈。

弯膝：手扶椅子，做 10 次弯膝运动，越低越好，背部保持挺直。

坐椅运动：双臂交叉于胸前，坐下、起立，重复 10 次。

总之，糖尿病足患者只要将运动疗法和药物疗法结合起来，便有可能稳定控制病情的恶化，远离截肢，远离死亡。

第三章　糖尿病的药物治疗

科学用药，为糖尿病保驾护航

> **悦悦：**提到药物治疗，很多患者感到很无奈，总觉得"是药三分毒"，如果能够通过饮食、运动控制好血糖的话，最好还是不要用药。但是如果患者的病情发展比较快，依靠饮食和运动都无法达到满意的效果，那么还是需要通过药物达到治疗效果。在这一章里，就让杨主任好好给大家介绍一下目前糖尿病治疗药物的情况，消除大家的疑虑。

糖尿病药物的种类

糖尿病患者在饮食及运动干预的基础上，如果血糖未能达标，可选择适当的药物进行治疗。对糖尿病具有治疗作用的药物，可以分为口服降糖药和胰岛素两大类，它们对不同类型的糖尿病患者有其各自相应的适应证。

口服降糖药

目前在国内外市场上主要有五大类口服降糖药，即磺脲类、双胍类、α-葡萄糖苷酶抑制剂类、格列奈类以及肠促胰素类。

胰岛素

对于1型糖尿病，由于患者体内的胰岛素量绝对不足，所以只有补充相应数量的外源性胰岛素才能使病情得以控制，医学上称为"替代疗法"。这种类型的糖尿病以越早使用胰岛素越好，不可久拖不决。此外，对于2型糖尿病患者，如果体格明显瘦弱或有感染、发热及酮症酸中毒的症候，或者有需进行手术治疗的疾病，或妊娠妇女，也可使用胰岛素治疗。

中药合剂

另外，一些中药类药物也可以适当缓解早期糖尿病患者的多饮、多尿、口渴症状，但就目前而言，国内各个中医研究部门做出来的纯中药制剂，是不能完全代替任何西药的。有些医院有一些中药胶囊或者合剂，是在中药的基础上配合西药，以联合加大降糖效果。可以肯定地说，单纯的中药降糖效果不是很明显。

辩证看待降糖药物的副作用

降糖药物常见的副作用

任何药物都可能有副作用，糖尿病药物也不例外。磺脲类药物和格列奈类药物给患者带来的不良反应主要是低血糖，有时也会出现皮疹及肝肾功能损害。相对而言，格列奈类出现低血糖的概率比较低，副作用也相对小一些。双胍类的副作用主要是胃肠道反应以及乳酸性酸中毒，还有一部分患者会有肝肾功能损害和过敏性反应以及大细胞性贫血反应。α-葡萄糖苷酶抑制剂最主要的副作用是胃肠道反应。胰岛素增敏剂最大的副作用是肝损害以及增加血容量，从而加重心脏负担。

正确认识肝肾影响，不要因噎废食

磺脲类药物、双胍类药物，这些降糖药物在体内大部分利用肝脏酶代谢，如果肝脏本身有病，比如慢性肝炎，而且是肝炎活动期，酶的指标很高，如果此时服用降糖药物，势必加重肝脏的代谢。因此，对于肝脏有问题的患者，最好不要服用这些药物。但需要明确的是，所有的降糖药物并不是对肝脏有什么毒性，吃进体内后会破坏肝脏，而是这些降糖药物需要利用肝脏的酶进行代谢。如果只是脂肪肝，根本没有甲肝、乙肝、转氨酶是正常的一两倍的问题，那么服用降糖药物对身体就不会有什么影响，有些降糖药物在使用过程中甚至还可以减轻脂肪肝。

同样，降糖药物对肾脏的影响与肝脏的道理相似，服用降糖药物后经过肾脏代谢，并不会对肾脏有什么毒性，破坏肾脏的结构，而是如果患者本身肾功能不好，在药物排泄方面会有问题，一旦药物产生蓄积，就会增加药物的不良反应。一般情况下，即便在血液里蓄积也没有什么问题。对于孕妇来说，医生不能够完全排除这些药物对胎儿是否有致畸作用，所以建议怀孕后不要服用。

总之，糖尿病患者要了解降糖药物可能会带来的副作用，但是也不要因噎废食，过于担心副作用而拒绝治疗。只要在医生的指导下科学用药，就一定能够很好地控制血糖，过上正常人的生活。

联合用药，取长补短

现在很多患者在进行糖尿病诊断以后，靠一个单药就能把血糖控制到一个良好水平的现象并不多。如果按照欧洲的标准，3 年单一用药把血糖控制到良好水平的患者连 50% 都没有，到 6 年就只剩下 30% 了。所以，越是早期患者越需要考虑联合用药控制好血糖。如果患者饮食控制良好，只用单药治疗 2 ~ 4 周，血糖仍没有达到标准，就需要尽早就医，让医生调整药物。

联合用药就是将两种机制作用不同的药物联合应用。如果患者单用一类药，应该使用充足剂量比较好，比如磺脲类药物是促进胰岛素分泌的，如果服用接近中等量，仍然会距正常血糖水平有相当大的距离，因此可以适当增加到充足的治疗剂量。而另一种办法就是采用联合用药，例如二甲双胍联合各种不同机制的药物，可以达到更好的效果。早期联合用药有效控制血糖达标率更高。

国内外专家认为，磺脲类药物、格列奈类药物，加上二甲双胍，可促进自身对胰岛素的反应，这两种药物联合，降糖效果非常好。促分泌剂和胰岛素增敏剂联合使用效果比较好。

高血压、高血脂的糖尿病患者该如何选药

悦悦： 有些糖尿病患者年龄比较大，同时患有高血压、高血脂，对于这些患者选择药物有什么特殊的要求呢？

悦悦说的这种情况还挺常见的。据国内外的资料显示，50%以上的糖尿病患者都合并有高血压、高血脂。糖尿病患者在降压药物的选择上跟非糖尿病患者只有一点差别，因为患者高血糖同时伴有高血压，所以要特别注意在降压的同时，不要引起血糖升高，引起代谢异常。在便宜的药物当中，有一些利尿剂降压药，不建议患者大量使用。因为量大了，虽然血压降了，但是会引起患者血糖指标的变化。如果要联合用药，一定要少量使用。

患有高血压的糖尿病患者选择降压药时在顺序上也稍稍有差别，如果有高血压、肾脏不好，那么血管紧张素转换酶抑制剂（ACEI）类和血管紧张素Ⅱ受体拮抗剂（ARB）类是首选，因为这两类药不仅能降血压，还能对肾脏有保护作用。但是，对于糖尿病伴有高血压患者的降压水平比非糖尿病要低，患者应将血压尽量控制在130/80毫米汞柱以内。

降糖保健品不能代替药物治疗

提及降糖药物，糖尿病患者都不陌生，如二甲双胍、糖苷

酶抑制剂、格列本脲、格列齐特、格列美脲、格列奈类等。这些降糖药物虽然在一定程度上能够控制血糖，但是因为患者病程延长，药物效果会逐渐减退。

因此，有些糖尿病患者便把目光投向了保健品。当一些标榜"无毒副作用"的降糖保健品出现在市面上并大打广告时，不少糖尿病患者跃跃欲试。有些患者轻信商家的宣传，认为保健品的成分是纯中药，没有毒副作用，可长期服用。而且由于保健品的价格往往很高，会被认为高档且具有奇效，既能改善病情又能增强体质。

其实，糖尿病归根到底是由于患者体内缺乏胰岛素，无论采取哪一种治疗方法，都是为了促进胰岛素分泌或者补充胰岛素。任何保健品在糖尿病治疗中起到的只是辅助作用，对于糖尿病患者来说，短期降糖没有意义，关键是保持血糖稳定。

目前尚没有任何一种保健品可以代替药物或胰岛素进行降糖治疗。有些保健品中掺杂了价格便宜的格列本脲（优降糖）、二甲双胍等西药，有些患者不明就里，过度食用，过分依赖，有的甚至直接放弃了药物治疗，前期可能会有较好的降糖效果，但长期服用会造成肝肾的损伤，严重者还会导致酸中毒，甚至危及生命。有些保健品中含有胰岛素促泌剂，这是一种降糖作用较强的口服降糖药物，患者如果同时还服用二甲双胍和拜唐苹，两种药物和胰岛素促泌剂同服就很有可能出现低血糖症状甚至昏迷，情况将十分危险。

患者要清楚地认识到，降糖保健品并没有治疗的功效，不能完全代替药物，非但不能治疗糖尿病，其副作用更大，广大患者切不可长期服用。对于血糖的控制，还是应该在医生的指导下用药治疗，要规范吃药或者注射胰岛素降血糖，并配合饮食控制和适量活动，定期监测血糖，并以乐观的心态看待自己的病情。

磺脲类药物——最早应用的口服降糖药

悦悦： 既然糖尿病的发病原因是患者体内的胰岛素分泌不足，那么是不是可以通过刺激胰岛素分泌来达到治疗糖尿病的目的？

是的，磺脲类药物就是这个作用机理。

磺脲类药物的主要成员

磺脲类药物是最早应用的口服降糖药之一，主要通过刺激胰岛素分泌而发挥作用。从第一个磺脲类口服降糖药面世至今，口服降糖药已走过了半个多世纪，近十年来又涌现出了许多新类型的降糖药物，它们在作用机理、安全性、有效性等方面都有了很大的不同和改进。

1955 年第一代磺脲类降糖药经研制被应用于临床，它们包括甲苯磺丁脲、氯磺丙脲、妥拉磺脲、醋磺己脲。第一代磺脲类降糖药的缺点是在体内发挥作用的时间短。

1966 年以后，以格列本脲（优降糖）为代表的第二代磺脲类药物先后被发现并广泛使用至今，它们包括格列本脲、格列吡嗪（美吡达）、格列齐特（达美康）、格列喹酮（糖适平）。格列本脲降血糖的作用虽然强，但容易发生低血糖反应。格列喹酮的降糖作用比甲苯磺丁脲（D860）还要强，但口服后 95% 通过肝脏经胆道从粪便排出，仅 5% 从尿排出，肾功能减退者服用不会增加低血糖反应。

1996 年由德国安万特公司研制的新一代磺脲类药物格列美脲（亚莫利）被批准应用于临床。新近研究发现，格列美脲还可以改善外周组织对胰岛素的敏感性，具有"胰外降糖"的作用。

目前，临床上多用第二代和第三代磺脲类药物，第一代已基本淘汰。

磺脲类药物的降糖机理主要是促进胰岛 B 细胞释放胰岛素，以发挥降血糖的作用。因此，**这类降糖药只对胰岛 B 细胞尚有部分功能的患者才有效果。**

格列齐特

商品名达美康，属于第二代磺脲类药物，口服后 30 分钟起效，半衰期（指药物在血浆中最高浓度降低一半所需的时间，反映了药物在体内消除的速度）为 10 ~ 12 小时，作用持续时间为 10 ~ 24 小时，属于中效制剂。现在还推出了达美康缓释片，作用时间可持续 24 小时。达美康的降糖作用比较温和，药效持续时间比较长，主要适用于 2 型糖尿病患者，可刺激胰岛素分泌，据报道还有降低血液黏稠度、减少血小板凝聚性、预防和治疗糖尿病血管并发症的作用，是目前应用较多的磺脲类降糖药物之一。

格列本脲

商品名优降糖、达安疗等，是最早应用于临床的第二代磺脲类药物，也是目前降糖效果较强、作用持续时间最长的一种磺脲类降糖药。口服后 20 ~ 30 分钟起效，2 ~ 6 小时达高峰，半衰期为 10 小时，作用持续时间为 16 ~ 24 小时。优降糖主要在肝脏中代谢，其代谢产物的 50% 经胆道排出，50% 经肾脏排出。一些中成药如消渴丸、糖威胶囊中都含有优降糖。

格列吡嗪

商品名美吡达，是第二代磺脲类药物。口服后 30 分钟起效，半衰期为 7 小时。主要用于单靠饮食控制治疗未能达到良好效果的轻、中度 2 型糖尿病患者，降糖效果较强。

格列喹酮

商品名糖适平，是第二代口服磺脲类降糖药。口服 2 ~ 2.5 小时后可达最高血药浓度，半衰期为 1 ~ 2 小时，代谢完全，其代谢产物不具有降血糖作用。作用温和，适用于中、轻度糖尿病患者和老年患者，特别适用于肾功能不全的糖尿病患者。

格列美脲

商品名亚莫利，是第三代磺脲类降糖药。具有抑制肝葡萄糖合成、促进肌肉组织对外周葡萄糖的摄取及促进胰岛素分泌的作用。适用于单纯饮食控制和锻炼未能控制血糖的 2 型糖尿病患者，不适用于 1 型糖尿病、糖尿病酮症中毒和糖尿病前驱昏迷或昏迷的治疗。使用剂量小、作用强、起效快，一般在餐前或餐中服用。

常见磺脲类药物的药理特点

药名	每日剂量（毫克）	服药次数（次／日）	达峰时间（小时）	半衰期（小时）	作用时间（小时）	代谢／排泄
甲苯磺丁脲	500～3 000	2～3	3～4	3～28	6～12	肝
格列齐特	4～320	1～2	/	10～12	10～24	肝、肾
格列本脲	1.25～15	1～3	2～6	10	16～24	肝、肾
格列吡嗪	2.5～30	1～3	1～3	7	12～24	肝、肾
格列喹酮	15～180	1～3	/	1～2	8	肝
格列美脲	1～8	1	2～4	5～9	16～24	肝、肾

注：药物的半衰期一般指药物在血浆中最高浓度降低一半所需的时间。例如一个药物的半衰期（一般用 $t1/2$ 表示）为 6 小时，那么过了 6 小时血药物浓度为最高值的一半；再过 6 小时又减去一半；再过 6 小时又减去一半，血中浓度仅为最高浓度的 1/8。

悦悦：大家在服用磺脲类药物的时候总是会担心它的副作用，服用磺脲类药物会造成低血糖吗？会导致体重增加吗？

磺脲类药物的副作用

由于糖尿病患者需要终身服药，很多患者对长期服药的副作用很担心。不可否认，磺脲类药物存在一些不良反应，必须加以注意。最常见的不良反应为低血糖症，以长效磺脲类药物氯磺丙脲和格列本脲最为突出。格列美脲、达美康缓释片和格列吡嗪控释剂也为长效制剂，但由于其较低的有效血药浓度和葡萄糖依赖的降糖作用，低血糖发生率较格列本脲显著降低。格列喹酮、格列吡嗪的作用时间均较短，低血糖发生率也较低。另一种令人关注的不良反应是长期使用磺脲类药物后体重增加。临床研究表明，格列吡嗪控释剂、达美康缓释片和格列美脲增加体重的作用较不明显。

磺脲类药物的合理选用

由于磺脲类药物品种众多，各种磺脲类药物的药动学、药效学、不良反应等诸多方面均存在差异，因此，必须充分了解各种药物的不同特点，结合患者的年龄、病程、肝肾功能状况、胰岛功能、服药依从性等具体情况，选择合适的药物。

根据血糖情况选择

磺脲类的药物效果分为短效、中效和长效，根据患者血糖的高低来看，个别化很明显，不能笼统地说适合哪种。一般如果空腹血糖不太高，建议可以选一些短效的药物，它的特点是吃饭的时候把药吃进去，吸收得比较快，能很快把血糖降下去。下一餐吃得晚一点，或者不吃饭的时候，药效作用的时间不会持续增长，这样不会增加低血糖的风险，还可以使全天的血糖水平得到稳定的控制。

如果晚餐后血糖偏高，达到 10 毫摩尔 / 升以上，短效药物作用到后半夜效力也不强了，第二天早晨的空腹血糖偏高，建议选中效、长效或者控释的药物，则可以有效地控制全天血糖。这是根据血糖选择用药的方法。

肾功能减退者慎用

选择磺脲类药物另外要考虑的一点是肾功能的状态。要特别注意，大部分磺脲类降糖药降糖作用都不错，但如果患者的肾功能减退，会影响到药物的排泄。当患者的肾功能良好时，服药后不会产生药物蓄积，但如果肾功能减退，就会令药物在血中的蓄积时间过长，容易发生低血糖。因此，当糖尿病患者肾功能减退后，就不能再吃磺脲类降糖药了。

总之，患者选用哪种磺脲类药物，要根据自身病情而定，并遵从专家的治疗意见。妊娠和哺乳期妇女需改用胰岛素治疗；

老年人使用磺脲类药物剂量要酌情调整；对儿童不推荐服用；肝肾功能不全的患者酌情使用；对磺脲类药物过敏者慎用。

磺脲类药物的应用警示

在服用磺脲类降糖药物的时候，要特别注意以下事项：

1. 对于病程较长、胰岛功能几乎完全丧失的 2 型糖尿病患者，及青少年起病的 1 型糖尿病患者，使用磺脲类药物是无效的。

2. 年龄不大、血糖较高、经济不富裕的 2 型糖尿病患者，可以选用降糖效果好、价格便宜的优降糖。

3. 急性严重感染、手术、创伤或糖尿病急性并发症者，严重的肝、脑、肾、眼等并发症者，对磺脲类药物过敏者，一般禁用。

4. 妊娠及哺乳期间，服用磺脲类药物有严重不良反应，如黄疸、造血系统抑制、白细胞缺乏等情况均不宜使用磺脲类药物，建议改用胰岛素治疗。

5. 老年糖尿病患者在服用某些磺脲类药物治疗中易诱发低血糖反应，如不及时诊治，将会产生心、脑损害以致死亡等严重后果。因此，老年人宜选用作用温和的磺脲类药物，如糖适平、达美康，不宜服用降糖作用强大而且持久的优降糖，以免引起严重低血糖。

6. 服用磺脲类药物应从小剂量开始，逐步调整剂量，任何一种磺脲类药物的用量都不可超过最大用量。

7. 建议磺脲类药物在餐前半小时服用，以取得最佳降糖效果。格列美脲可以在进餐时服用。

8. 心脏病急性发作期不可服用优降糖，否则会增加心肌缺血。

9. 糖尿病患者要定期做复查，及时调整治疗方案，以免磺脲类药物出现继发性失效问题。

10. 服用单一磺脲类药物血糖控制不达标时，可考虑联合用药。**但是要注意同一患者不可同时联合应用两种磺脲类药物，也不可同时用磺脲类及格列奈类非磺脲类促胰岛素分泌剂。**

双胍类药物——效果好、安全性高的降糖药

悦悦：二甲双胍是经常听到的糖尿病治疗药物，它的作用机理是什么呢？有什么优点和缺点？

悦悦说的二甲双胍是双胍类药物中的一种，此外还有苯乙双胍。下面我来详细地介绍。

双胍类药物的作用机理

双胍类药物是降糖药中的多面手和排头兵，它的主要作用机

理是抑制肠道对葡萄糖的吸收，减少葡萄糖的来源，增加组织对葡萄糖的利用，增强胰岛素敏感性，抑制胰高血糖素的释放。因此它对胰岛功能正常或已丧失的糖尿病患者均有降血糖作用，但不能降低正常人的血糖。

双胍类药物的应用已有半个世纪的历史，而且作用机理也比较清楚。二甲双胍被长期大规模临床研究证明是有很好的降糖效果且安全性较高的口服降糖药，在国际、国内各个指南中均被推荐为2型糖尿病治疗的一线基础用药。尤其是英国糖尿病前瞻性研究中，超重肥胖的2型糖尿病患者使用二甲双胍十余年，与同样超重肥胖的糖尿病患者相比，降糖水平相似，同时还获得了降糖以外的效果。双胍类药物单用不会引起低血糖，具有降糖作用以外的心血管保护作用，如调脂、抗血小板凝集等。但对于有严重心、肝、肺、肾功能不良的患者，不推荐使用。为减轻双胍类药物的胃肠副作用，一般建议餐后服用。

双胍类药物的适用人群有：

1.适用于肥胖型2型糖尿病经饮食和运动治疗仍未达标者，作为首选降糖药。

2.非肥胖型2型糖尿病患者与磺脲类药联用以增强降糖效果。

3.1型糖尿病患者与胰岛素联用，可加强胰岛素作用，减少胰岛素剂量。

4.在不稳定型糖尿病患者中应用，可使患者血糖波动性下降,有利于血糖的控制。

此外,近年来,医学界陆续开发出二甲双胍的许多新用途,其作用远远超过了降血糖的范围,如可以改善胰岛素抵抗,保护胰岛 B 细胞,减轻体重,调脂降压,减轻心血管疾病,还可以用于治疗代谢综合征、多囊卵巢综合征等。

双胍类药物的主要成员

双胍类药物的主要品种有:苯乙双胍(降糖灵、DBI)、二甲双胍(降糖片、美迪康、迪化糖锭、格化止等)。使用时要依个体化剂量使用,并且定期检查肝、肾功能及有无贫血。

苯乙双胍

多用于治疗成人 2 型糖尿病。其功效是促进肌肉细胞对葡萄糖的摄取和糖酵解,减少肝脏产生葡萄糖而起到抗高血糖作用,可与胰岛素合用,更好地控制血糖,减少胰岛素用量。对肥胖型糖尿病患者,还可以利用其抑制食欲及肠吸收葡萄糖的效果而减轻体重。口服苯乙双胍后很容易吸收,高峰期为 2 ~ 3 小时,6 ~ 7 小时后从肾脏排出,持续时间不长。餐后服用,每天服用不宜超过 75 毫克。但是,苯乙双胍发生乳酸性酸中毒的副作用较大,因此现在已很少使用。

二甲双胍

属于双胍类口服降糖药,其降糖机理包括延缓葡萄糖由胃肠道的摄取，通过提高胰岛素的敏感性而增加外周葡萄糖的利用，以及抑制肝、肾过度的糖原异生。

因为二甲双胍确切的临床疗效和卓越的安全性，它在各国糖尿病治疗指南和共识中的地位都很高。在 2007 年美国糖尿病学会（ADA）发表的《糖尿病治疗指南》和 2006 年美国糖尿病学会与欧洲糖尿病研究会（EASD）发表的《糖尿病治疗共识》中都将二甲双胍推荐为所有新发 2 型糖尿病患者的首选治疗药物，并与生活方式干预一同成为治疗的第一步方案和贯穿糖尿病治疗始终的治疗用药。而近年来各种国际和国内的糖尿病治疗指南也将二甲双胍推荐为 2 型糖尿病患者的一线用药。在《中国糖尿病防治指南》中，二甲双胍也被推荐为糖尿病患者的一线治疗用药之一。

如果将降糖效果、深度进行单项比较，二甲双胍未必夺冠，但在综合项的评比中，二甲双胍却比较优秀。比如，它比不过胰岛素的降糖深度，拼不过磺脲类的降糖强度，但磺脲类和胰岛素存在低血糖的风险，单独使用胰岛素还会让患者增加肥胖的风险，二甲双胍则不存在这些问题。

2 型糖尿病以肥胖患者居多，单独使用二甲双胍类药可减少肝糖的产生，降低肠对糖的吸收，降低服药者的体重。将二甲双胍作为基础用药，联合使用胰岛素，可通过增加外周糖的摄取和利用而提高胰岛素的敏感性，减少单独使用胰岛素带来的增重。

除了降糖效果卓越、使用安全性高等优点外，二甲双胍类药属基本医疗保险药品，且市售价格"平民化"。目前市场上有普通型、肠溶片、缓释片三种剂型可供选择。普通剂型的"盐酸二甲双胍片"在胃里崩解后，药效开始释放吸收，但它对胃有刺激，建议不要空腹服用，应在餐中或餐后口服，以减少胃肠道反应。肠溶片在制作工艺上比普通剂型多了一层包衣，可以让药物穿过胃到达小肠后再崩解吸收，降低对胃的刺激和不良反应，可在餐前 15 ~ 30 分钟服用。缓释片的药物成分则是一层一层缓慢释放，可长时间保持药物在体内稳定的血药浓度。需要注意的是，缓释片和肠溶片不能掰开吃，否则就不能发挥应有的作用了。

在二甲双胍的应用中，乳酸性酸中毒是需要关注的问题，但其发生率仅在十万分之三左右。而且只要在肝、肾功能良好，没有全身缺氧性疾病及酗酒的患者中使用，二甲双胍是非常安全的。当排除有禁忌证的患者时，乳酸性酸中毒的发生率几乎为零。肾功能不全和肾小球滤过率 <45 毫升 / 分钟，是二甲双胍的绝对禁忌证。二甲双胍每日的服用量为 1.5 ~ 2 克，不要过量，如果超过 2 克，疗效不仅不会提高，还有可能增加副作用。

双胍类药物的副作用

悦悦：又便宜，又好用，看来这双胍类药物还真是优点不少。那么，它有没有副作用呢？患者服用的时候应该注意哪些方面呢？

任何药物都难免会有副作用，双胍类药物也不例外。

1.**胃肠道反应**。双胍类药物最常见的副作用是胃肠道反应，表现为食欲不振、恶心、呕吐、腹泻、口中有金属味、疲倦、体重减轻等症状。如果肠道反应较重，可改在餐前或餐后服用。苯乙双胍（降糖灵）引起胃肠道症状的可能性比二甲双胍大，其程度也比二甲双胍严重。患者可从小剂量开始，根据血糖调整用药剂量，必要时可与磺脲类降糖药联合用药，可以增强降血糖作用。

2.**乳酸性酸中毒**。双胍类降糖药，尤其是苯乙双胍（降糖灵），最严重的副作用就是乳酸性酸中毒。当苯乙双胍的剂量大于每日150毫克时，就会使体内乳酸的生成量有所增加。老年人或者年龄虽然不太大但心血管、肺、肝、肾有问题的糖尿病患者，由于体内缺氧，乳酸的生成增多，而其代谢发生障碍，容易发生乳酸性酸中毒，这类患者如服用较大量的苯乙双胍，发生乳酸性酸中毒的危险性就明显增多。因此现在已经很少使用。相比之下，二甲双胍较苯乙双胍的副作用小，乳酸性酸中毒的发生率很低。

3.**过敏**。患者服用双胍类降糖药后偶有过敏反应，表现为皮肤红斑、荨麻疹等。

4.**低血糖反应**。服用双胍类药物的患者应定期检查肝、肾功能及有无贫血。单独使用双胍类药物一般不会引起低血糖反应，与磺脲类或胰岛素合用时可发生。如出现禁忌证情况，应立即停药。

5.**酮症酸中毒**。苯乙双胍能促进酮体的生成，有酮症酸中毒或酮症酸中毒倾向的糖尿病患者不宜服用。

6. **体重下降**。因二甲双胍会抑制食欲，长期服用可使体重下降，因此消瘦型糖尿病患者不宜将其作为首选药物。

双胍类药物的应用警示

1. 双胍类药物对胃肠道有刺激作用，建议餐中或餐后服用。

2. 1 型糖尿病患者应当禁用。

3. 有肝功能异常、肾功能不全或者有心衰、肺气肿、肺心病者，禁用此类药物。因为在缺氧状态下，患者体内易产生大量的乳酸，从而导致乳酸性酸中毒，甚至导致死亡。

4. 当患者要进行手术或者 X 线造影检查前的 1 ~ 2 天，应停用此药。在造影检查 48 小时后，应检查肾功能，如结果正常，可恢复服用二甲双胍。因为某些造影剂会影响药物经过肾脏的排泄，如继续服用二甲双胍，有可能引起乳酸性酸中毒。

5. 妊娠期、哺乳期妇女均应避免服用双胍类药物。因为二甲双胍通过胎盘或乳汁可能对胎儿或婴儿造成不利影响。

6. 因腹泻、发热、呕吐而导致脱水、尿量减少时，应停用此类药物，慢性腹泻、溃疡病患者应禁用。

7. 酗酒者禁用，因酒精有增强二甲双胍降血糖和升高乳酸的作用。

8. 线粒体糖尿病患者应禁用。

9. 单独应用此类药物一般不出现低血糖，当与其他类药物或胰岛素联用时，可能导致低血糖。

二甲双胍的最佳搭档：肠促胰素

二甲双胍的最佳搭档是肠促胰素。

肠促胰素的降糖机制是多方面的。第一个方面是作用在胰腺上，对胰岛 B 细胞有促进胰岛素分泌的作用，对 A 细胞有抑制胰高糖素分泌的作用。这两个刺激和抑制作用都具有非常强烈的特点，就是葡萄糖浓度依赖。因此在它抗高血糖的过程中，血糖下降明显和达标的同时，很少发生严重低血糖，是一个非常安全的抗高血糖药物。

第二个方面是作用在大脑，它有明确的抑制摄食中枢的作用。因此用了这个药物之后，食欲非常强的人会明显的抑制食欲，体重下降也非常明显。

第三个方面，它可以作用在胃肠道，可以抑制胃排空。这样在某种意义上来说延缓了葡萄糖的吸收。由于它有明确的抑制胰高糖素的作用，因此对于肝糖输出的抑制也是很明显的，到目前为止，与以往任何药物相比，这类药物的降糖机理都是多方面的。

二甲双胍联合肠促胰素的作用比两种药物单药治疗效果更好，因为两者联合不但能够进一步稳定地降低血糖，同时不增加低血糖的效应，两者都能够进一步降低体重。因此对于超重和肥胖的 2 型糖尿病，即便是新发生的，这样的联合效果也是不错的。

α–葡萄糖苷酶抑制剂类药物——餐后高血糖的克星

悦悦：有些患者空腹血糖还算理想，但是吃过饭后餐后血糖却很高，针对这种类型的糖尿病患者，有没有特效的药物呢？

有一种药物被称为餐后高血糖的克星，就是 α–葡萄糖苷酶抑制剂。

α–葡萄糖苷酶抑制剂类药物的作用机理

α–葡萄糖苷酶抑制剂是目前应用广泛的降糖药，具有平稳的降糖疗效，安全性好，同时也是唯一**被批准用于干预糖耐量低减的口服降糖药**。

α–葡萄糖苷酶抑制剂作用于食物中的碳水化合物吸收入血前这一阶段，因此它能延缓餐后血糖的过度升高。其作用机理是抑制小肠 α–葡萄糖苷酶，延迟葡萄糖的吸收，从而达到控制血糖过高的目的。

α-葡萄糖苷酶抑制剂的适用人群有：

1. 2 型糖尿病患者，尤其是餐后血糖升高的患者首选。

2. 用二甲双胍或中、长效胰岛素，超长效胰岛素类似物后基础血糖已达标，餐后血糖尚未达标者可与 α-葡萄糖苷酶抑制剂联合应用。

3. 对于 1 型糖尿病患者，α-葡萄糖苷酶抑制剂要与胰岛素联合应用，不能单独使用。

4. 阿卡波糖适用于糖耐量减低的患者。

α-葡萄糖苷酶抑制剂类药物的优势

服用 α-葡萄糖苷酶抑制剂有如下优势：

1. α-葡萄糖苷酶抑制剂由于其独特的降低餐后血糖的机理，单用可有效减缓餐后血糖高峰，不引起低血糖，减轻血糖波动，而且可安全、有效地与其他降糖药物联合使用。控制餐后高血糖也是阻止糖耐量低减人群发展为 2 型糖尿病的重要手段。

2. 服用 α-葡萄糖苷酶抑制剂可控制餐后血糖，降低餐后胰岛素水平，增加胰岛素的敏感性，显著降低患者发生心血管并发症和死亡的危险因素。

3. α-葡萄糖苷酶抑制剂可抑制小肠上皮细胞表面的 α-

葡萄糖苷酶。药物与酶的结合时间是 4 ~ 6 小时，此后酶的活性可恢复。

4. α - 葡萄糖苷酶抑制剂还可以延缓碳水化合物的吸收，而不抑制蛋白质和脂肪的吸收。一般不引起营养吸收障碍，几乎对肝肾无副作用和蓄积作用。

α - 葡萄糖苷酶抑制剂类药物的主要成员

临床使用的 α - 葡萄糖苷酶抑制剂类药物有三种：阿卡波糖、伏格列波糖、米格列醇。

阿卡波糖

如拜唐苹、卡博平，是由白色放线菌属菌株发酵而成，仅有微量原形或分解产物为人体吸收，绝大部分会经肠道排出。阿卡波糖在肠道内竞争性抑制葡萄糖苷水解酶，降低多糖及蔗糖分解成葡萄糖，使糖的吸收相应减缓，因此具有使饭后血糖降低的作用。一般单用，或与其他口服降糖药、胰岛素合用。

每片 50 毫克，初起量为 1 天 1 ~ 2 次，若无胃肠道副作用出现，可增加到一天 3 次，每次 100 毫克。因服用本药使糖类在小肠内分解及吸收障碍而在肠内停留时间延长，肠道细菌酵解产气增多，所以可引起腹胀、腹痛、腹泻等。一般两周后可缓解，必要时可减量。建议可从小剂量开始服用以减少胃肠不适症状，并与第一口饭嚼碎同服。国内外大量临床研究证实，服用阿卡波糖可以阻止糖耐量低减人群向糖尿病进展，减少 2 型糖尿病的发生。目前，阿卡波糖是我国批准的用于糖尿病前期干预的药物。

伏格列波糖

如倍欣，通过抑制 α - 葡萄糖苷酶，延缓双糖（淀粉在淀粉酶作用下水解为双糖）在 α - 葡萄糖苷酶作用下分解为单糖，延缓葡萄糖与果糖的吸收速度，从而降低餐后血糖。0.2 毫克 / 片，剂量为 0.6 毫克 / 日，即每日三次，与第一口饭同时嚼服。严重酮症、糖尿病昏迷或昏迷前的患者，严重感染、手术前后、严重创伤的患者忌服。

米格列醇

如奥恬苹，每片 50 毫克，一般每次 1 片，每天 3 次，与第一口饭同时嚼服。最大剂量为每次 100 毫克，每天 3 次。

α - 葡萄糖苷酶抑制剂类药物的副作用

服用 α - 葡萄糖苷酶抑制剂最常见的不良反应是胃肠反应，如腹胀、腹痛、腹泻、胃肠痉挛性疼痛、顽固性便秘等，还有可能引起肠鸣、恶心、呕吐、食欲减退等反应。减少剂量或服用时间长了可得到缓解。也可能发生乏力、头痛、眩晕、皮肤瘙痒或皮疹等症状，但较罕见。

单用本药不会引起低血糖，但与磺酰脲类、胰岛素或二甲双胍类药物合用时有发生低血糖的可能。一旦发生，应直接给予葡萄糖口服或静脉注射，进食双糖或淀粉类食物无效。

本药在肠道的吸收甚微，通常无全身毒性反应，但对肝、肾功能不全者仍应慎用。

α–葡萄糖苷酶抑制剂类药物的应用警示

使用 α–葡萄糖苷酶抑制剂时应注意：

1. α–葡萄糖苷酶抑制剂不能单独作为1型糖尿病患者的主要治疗药物。

2. 对有肝肾功能损害者不宜使用。

3. 合用其他降糖药时应注意观察低血糖的发生，可根据患者的血糖情况酌情调整合用药物的剂量。本药与胰岛素联合应用时，可减少胰岛素的用量。

4. α–葡萄糖苷酶抑制剂与其他口服降糖药或胰岛素联合应用时，如发生低血糖，应静脉注射或口服葡萄糖治疗。服用蔗糖或一般甜食无效。

5. 应与第一口饭同时嚼服，过早、过迟服用或吞服均会降低疗效。

6. 出现恶心、呕吐、腹胀等常见副作用时，继续服用或减量服用可缓解症状。

7. 建议从小剂量开始服用，根据血糖控制和消化反应逐步调整剂量。

8. 避免与抗酸药、考来烯胺（消胆胺）、肠道吸附剂等同时服用，否则会降低疗效。

9. 有消化吸收障碍的慢性肠胃功能紊乱者、肠道器质性病变者禁用。

10. 严重酮症、感染、创伤的患者禁用。

11. 孕妇、哺乳期妇女、18 岁以下未成年人禁用。

12. 对 α–葡萄糖苷酶抑制剂过敏者禁用。

13. 正在用泻药或止泻药者，肝功能异常、肾功能异常者，酗酒者禁用。

格列奈类药物——更智能的胰岛素促泌剂

悦悦： 磺脲类药物在服用的时候，人们总是担心这种对胰岛素的刺激作用会"过头"，反而导致低血糖。那么，有没有更智能的胰岛素促泌剂，需要胰岛素的时候就刺激它分泌，不需要的时候就不刺激？

有。这种新型的胰岛素促泌剂就是格列奈类药物。

格列奈类药物的作用机理

格列奈类药物是一种非磺脲类促胰岛素分泌剂，它通过与胰岛 B 细胞膜上的磺酰脲受体结合，刺激胰腺在进餐后更快、更多地分泌胰岛素，从而有效地控制餐后高血糖。格列奈类药物与磺酰脲受体结合与解离都较快，因此能改善胰岛素早相分泌，减轻胰岛 B 细胞的负担，减轻后期的代偿性高胰岛素血症。因此，从作用机理看，它更合乎人体的生理需求，对餐后血糖的降低作用更明显。

由于本药吸收后半小时即可达到血药浓度的峰值，起效迅速，可以帮助 2 型糖尿病患者恢复早相胰岛素分泌，模拟正常生理性的胰岛素应答，餐后 2 小时后又能较快恢复到接近基础状态的水平，使其在控制餐后高血糖、避免下餐前出现低血糖方面，较磺脲类降糖药更具优势。

与磺脲类促胰岛素分泌剂不同，格列奈类药物不增加患者体重。可以单独或与双胍类、噻唑烷二酮联合使用治疗糖尿病。

格列奈类药物具有"按需促泌"的特点，其促胰岛素分泌作用具有葡萄糖依赖性，**在空腹状态和两餐之间不刺激胰岛素分泌**，因此，低血糖发生率低，安全性好。仅餐前服用，不进餐则不用服药，非常灵活。起效快，作用消失快，安全性高，是老年糖尿病患者和轻度肝肾功能不全者的首选药物。

格列奈类药物的主要成员

临床常用的格列奈类药物有两种，即瑞格列奈和那格列奈。瑞格列奈是氨基甲苯甲酸衍生物，那格列奈是 D- 苯丙氨酸衍生物。两者降糖效果基本相同，可降低糖化血红蛋白 1% ~ 2%。

瑞格列奈

如诺和龙、弗莱迪。瑞格列奈为短效促胰岛素分泌的降糖药，作用于胰岛 B 细胞促进胰岛素分泌，使血糖水平快速地降低。本药口服吸收迅速，起效时间为 0 ~ 30 分钟，血糖达峰时间为 1 小时。代谢迅速，半衰期约为 1 小时，4 ~ 6 小时内被清除。可与二甲双胍合用，两者合用对控制血糖有协同作用。对于肥胖与非肥胖的 2 型糖尿病患者有同等疗效。

服用瑞格列奈的起始剂量为每次 0.5 毫克，进餐服药（餐前 15 分钟以内即可），根据血糖调节药物剂量，因人而异，不进餐不服药，无论每日进餐几次，只要每餐前服用即可。瑞格列奈的推荐最大单次剂量为 4 毫克，全天最大剂量不应超过 16 毫克。治疗 1 ~ 3 周后，血糖浓度可达稳定状态。诺和龙片剂有 0.5 毫克、1 毫克、2 毫克三种规格。

那格列奈

如唐力、唐瑞。那格列奈具有起效快、作用消失快的特点。临床试验表明，那格列奈可与有互补作用的二甲双胍或格列酮类药物合用，使血糖控制到更佳。最大血药浓度为 1 ~ 2 小时，作用维持时间为 4 ~ 6 小时。可用于经饮食控制后仍不能有效控制血糖的 2 型糖尿病患者。肾功能不全的患者应禁用此药。

那格列奈有 60 毫克、120 毫克、180 毫克三种规格的片剂。推荐剂量为每次 120 毫克，每日 3 次，于主餐即早餐、午餐和晚餐前立即服用，也可于餐前 30 分钟内服用。进餐服药，最大剂量为每日 360 毫克。可以根据血糖水平、进餐时间和次数进行调整。

格列奈类药物的副作用

格列奈类药物的副作用少而且轻，容易纠正。其副作用主要有：

1.**低血糖**。较磺脲类药物少见，而且程度比较轻微，进食碳水化合物后较易纠正。

2.**消化道反应**。罕见，通常较轻微，偶发腹痛、腹泻、恶心、呕吐和便秘。

3.**过敏反应**。偶见皮肤瘙痒、发红、荨麻疹。

4.**肝功能异常**。仅见于个别患者，且为轻度和短暂性的。

5.**头晕、头痛**。少见。

格列奈类药物的应用警示

格列奈类药物的禁忌证有：

1.有严重肝功能损害的患者禁用。

2.该药不宜与磺脲类药物合用,因为两者的作用方式相同,不能增加疗效。

3.孕妇、哺乳期妇女以及12岁以下儿童禁用。

4.1型糖尿病患者禁用。

5.糖尿病酮症酸中毒患者禁用。

6.格列奈类药物也能引起低血糖,因此,需要定期监测血糖,如果不进餐,就不需要服药。如果想额外进餐,也需额外服药。总之,进餐即服,不进餐不服。

7.由于格列奈类降糖药起效较快,所以,应在餐前即刻服用。

8.发生应激反应,如感染、发热、外伤、手术时禁用本药,改用胰岛素治疗。

9.对本药过敏者禁用。

肠促胰素类药物——智能降糖新突破

悦悦:听说最近有种很热门的糖尿病新药,叫作肠促胰素。请问杨主任,这种药物跟以往的药物在作用机理上有什么不同呢?

在2型糖尿病的药物治疗中,肠促胰素是目前新药研究的热点，这类药物包括两类：二肽基肽酶 –4（DPP–4）抑制剂和胰升糖素样肽 –1（GLP–1）受体激动剂。

DPP–4 抑制剂

DPP–4 抑制剂的作用机理

DPP–4 抑制剂的作用机理完全不同于目前市面上其他的降糖药物。DPP–4 抑制剂可以通过抑制二肽基肽酶 –4（DPP–4）的活性，有效减少胰升糖素样肽 –1（GLP–1）的失活，在生理范围内增加有活性的胰升糖素样肽 –1 水平。在胰岛方面，它可以在刺激 B 细胞分泌胰岛素的同时抑制 A 细胞分泌胰高血糖素，而且这种作用机理是具有血糖依赖性的，血糖高就刺激，血糖不高就不刺激，因而可以最大限度地防止低血糖的发生；另外，它还可以抑制食欲中枢，可以在很好地控制血糖的同时不增加体重。因此可以说，DPP–4 抑制剂是一种"智能"的降糖方法。

DPP–4 抑制剂既可以单独使用，也可以与二甲双胍联合使用，还可以用于二甲双胍＋磺脲类失效后的联合治疗。

目前在中国已上市的 DPP–4 抑制剂药物有西格列汀、沙格列汀、维格列汀、利格列汀、阿格列汀等。尽管这 5 种药物属于同一类药物，但每种药物之间仍存在差异，对于特殊人群的使用，一定要遵照药物说明书，避免严重不良反应的发生。

DPP–4 抑制剂的适应证

目前 DPP-4 抑制剂均为口服制剂，适用于成人 2 型糖尿病患者的血糖控制，不能用于 1 型糖尿病或者糖尿病酮症酸中毒的患者，也不推荐用于妊娠期、哺乳期妇女以及儿童。

DPP-4 抑制剂的不良反应

常见不良反应有咽炎、头痛、上呼吸道感染等，但是其低血糖的发生率比磺脲类低；少见不良反应包括：超敏反应、血管神经水肿、肝酶升高、腹泻咳嗽等。

GLP-1 受体激动剂

GLP-1 受体激动剂的作用机理

GLP-1 受体激动剂能够促进胰岛素分泌，进而发挥降血糖的作用。它同时作用于胰岛 A 细胞和 B 细胞，刺激 B 细胞分泌胰岛素而抑制 A 细胞分泌胰高血糖素，而且这种作用机理是具有血糖依赖性的，血糖高就刺激，血糖不高就不刺激，因而可以最大限度地防止低血糖的发生，消除了患者对糖尿病治疗药物造成严重低血糖的忧虑。

GLP-1 受体激动剂的优势

在安全有效降血糖的同时，GLP-1 受体激动剂还具有很多优势。

1. 减轻体重。GLP-1 受体激动剂一方面作用于中枢神经，降低食欲，增加饱腹感从而降低能量摄入；另一方面作用于胃肠道，延迟胃排空和减少胃酸分泌，从而有效降低体重。

2. **保护和改善心血管**。GLP-1 受体激动剂的这一作用无疑为心血管病合并糖尿病的患者带来了福音。

与胰岛素联合使用效果佳

GLP-1 受体激动剂虽然有很多优势，但是随着病程延长，许多糖尿病患者的胰岛 B 细胞逐渐凋亡，因此逐渐丧失合成和分泌胰岛素的能力。这些患者胰岛素水平非常低，因此需要加用胰岛素治疗。GLP-1 可下调胰高血糖素分泌，从而令转运入血液的葡萄糖减少，与胰岛素联合使用效果更佳，是糖尿病患者一种良好的联合治疗方案。

胰岛素治疗

悦悦：相比于口服降糖药，注射胰岛素似乎是更加直接有效的糖尿病治疗方法。但有些患者往往很惧怕打胰岛素，认为只有病情非常严重，万不得已的时候才能打胰岛素，而且一旦使用就会产生依赖，以后就停不下来了。是这样的吗？

要消除患者的疑虑，我们还是要从什么是胰岛素说起。

什么是胰岛素

胰岛素是人体胰岛 B 细胞分泌的一种肽类激素，其主要作用是降低血糖，还具有扩张血管、抗血小板聚集、抗炎、抗动脉粥样硬化及保护心脏等作用。

正常人胰岛素的生理性分泌可分为两部分：一是基础状态下的胰岛素分泌，其分泌量占全部胰岛素分泌的 40% ~ 50%，主要生理作用是抑制肝脏葡萄糖的输出和促进餐时吸收的葡萄糖的利用和储存，使非进餐状态下的血糖维持正常；二是餐时胰岛素分泌，它通过迅速的、大剂量的脉冲式分泌，使人体在进餐后 2 小时血糖回落到空腹状态的血糖水平。

胰岛素也有副作用

低血糖反应是应用胰岛素最常见、最严重的副作用，多由于胰岛素用量过大、注射后未及时进餐、过量运动等原因所致。其次是体重增加。治疗初期，随着血糖迅速下降，偶尔会出现其他副作用如视线模糊、颜面及脚踝水肿、过敏、注射部位脂肪营养不良等，以上现象多在胰岛素治疗数天或数周内出现，发生率低、程度轻，可自行缓解，一般不必特殊处理。

使用胰岛素会产生依赖吗？

有些患者会问，会不会注射胰岛素后停不下来？

如果是由于糖尿病诊断晚了，或者诊断的时候血糖水平太高了，期望尽快把血糖控制下来，用口服药暂时不行，有一种办法，就是暂时用一段时间胰岛素，把血糖控制住了，自己的胰岛功能恢复了，这时患者就可以停用胰岛素。但是用多大剂量的胰岛素，血糖控制成什么样，医生是可以判断的。

如果患者已经经历了漫长的治疗过程，口服药已经不能控制他的血糖了，这时改用胰岛素，以后就可能停不下来了，否则血糖就会升高。

胰岛素治疗的适应证

胰岛素治疗主要适用于以下人群：

1. 1 型糖尿病。

2. 2 型糖尿病有以下情况者：

·经合理的饮食、运动和口服降糖药物治疗，血糖未达到控制目标要求者；糖化血红蛋白 ≥ 7% 者。

·有口服降糖药物不适应证，例如肝肾功能不全、严重胃肠道疾患等。

·妊娠期、哺乳期妇女。

·合并严重急性并发症，例如酮症酸中毒、高渗性非酮症性昏迷、乳酸性酸中毒或反复出现酮症。

·合并严重感染、创伤、急性心肌梗死、脑血管意外、大手术等应激状态。

·提倡有选择性地对新诊断的 2 型糖尿病患者早期使用胰

岛素，减轻高糖毒性对 B 细胞功能的抑制，使患者获得较长时间无须药物治疗。

3. 妊娠期糖尿病经饮食治疗血糖未达标。

4. 继发性糖尿病。

5. 难以分型的非肥胖糖尿病患者。

胰岛素家族成员

胰岛素的临床分类按制剂来源不同可分为动物胰岛素、人胰岛素（基因合成胰岛素）和胰岛素类似物。

临床上通常将胰岛素按照起效快慢和作用维持时间不同分为短、中、长效以及预混胰岛素。

短效胰岛素（人胰岛素）

也称正规胰岛素，有诺和灵 R、优泌林 R 和甘舒霖 R 等。本品注射后 30 分钟开始作用，持续 5 ~ 7 小时，作用高峰出现在注射后 1 ~ 3 小时，可用于皮下、肌肉注射及静脉点滴，一般在餐前 30 分钟皮下注射。主要用于控制餐后的高血糖。

中效胰岛素（人胰岛素）

有诺和灵 N、优泌林 N 和甘舒霖 N。本品注射后 1.5 小时起效，6 ~ 8 小时为作用高峰，持续时间为 14 ~ 16 小时。主要用于基础胰岛素的补充，控制空腹状态下的基础血糖。作用持续时间的长短与注射的剂量有关。中效胰岛素可以和短效胰岛素混合注射，也可以单独使用。中效胰岛素每日注射一次或两次，应根据病情决定。皮下或肌肉注射，但不可静脉点滴。

长效胰岛素（胰岛素类似物）

有来得时（甘精胰岛素）、诺和平（地特胰岛素），本品注射后 3 ~ 4 小时开始起效，10 ~ 16 小时为作用高峰，持续时间为 28 ~ 36 小时。单独应用时主要用于补充基础胰岛素，临床上通常将其与短效胰岛素合用。不可静脉点滴。

预混胰岛素（人胰岛素或胰岛素类似物）

预混胰岛素是将短效胰岛素与中效胰岛素按不同比例(30/70、50/50、70/30)预先混合的胰岛素制剂，如诺和灵 30R 为 30% 诺和灵 R 与 70% 诺和灵 N 预先混合的胰岛素。选择 30/70 或 50/50、70/30 是根据患者早餐后及午餐后血糖水平来决定早餐前一次剂量皮下注射剂量；根据患者晚餐后及次日凌晨血糖水平来决定晚餐前皮下注射剂量。

胰岛素的治疗方案

胰岛素治疗的目的是通过模拟生理性胰岛素分泌，使血糖得到平稳控制。应根据糖尿病的类型、病情、年龄以及体重等因素，遵循个体化的原则确定，治疗方案分为起始治疗和强化治疗两种。

1 型糖尿病的胰岛素使用方法

1 型糖尿病的发病机制决定了此类患者基本或完全需要靠外源胰岛素替代来控制血糖及维持生存，只要 1 型糖尿病诊断明确，即应尽早使用胰岛素治疗。

使用方法一般为 3 ~ 5 次皮下注射法或是持续皮下胰岛素输注。1 型糖尿病患者一般每日外源胰岛素的需要剂量为 0.5 ~ 1.0 单位 / 千克体重，起步剂量可以从每日 0.4 ~ 0.6 单位 / 千克体重开始，基础剂量可达胰岛素日剂量的 40% ~ 50%。1 型糖尿病患者对胰岛素的敏感性高，每日调整剂量宜从小剂量开始。如果患者有胰岛素抵抗，可联合 α - 葡萄糖苷酶抑制剂、双胍类或胰岛素增敏剂等降糖药物。

2 型糖尿病的胰岛素使用方法

起始治疗： 主要是指在原有的饮食治疗和口服降糖药物治疗的基础上联合应用胰岛素。糖尿病患者一旦空腹血糖升高，如果不是因为饮食不节制或生活不规律，往往与内源胰岛素水平缺乏密切相关，即空腹血糖越高，胰岛素缺乏越严重。因此，建议当空腹血糖 >10 毫摩尔 / 升和糖化血红蛋白 >7% 时，应在原治疗基础上联合胰岛素治疗。

强化治疗： 糖尿病患者在胰岛素起始治疗后，虽然生活方式及口服药联合胰岛素已经充分，但糖化血红蛋白仍然不能达到个体化的目标值，需要再进一步优化胰岛素方案到血糖进一步达标，称为强化胰岛素治疗。一般方式有：三短一长（即四针方案）、3 次 / 日预混胰岛素类似物方案、持续皮下胰岛素输注方案。

胰岛素治疗时的注意事项

1. 失效问题。有些患者用了胰岛素之后，血糖突然升高，这不是因为药物失效，而是细胞功能不足以用原来的办法控制了，此时应该调整用药。

2. 乙肝糖尿病患者。乙肝分两种情况，不管是小三阳还是大三阳，只要肝功能好，乙肝活动性不强，有些口服药不是禁忌证，是可以用胰岛素的。如果现在抗病毒治疗本身就可以引起血糖增高，如干扰素等，而口服药不能有效控制血糖，建议最好用胰岛素。

3. 饮食问题。患者应注意控制饮食，定时定量，注意分餐、加餐，睡前血糖低于 5 毫摩尔 / 升时需要加餐。如果使用胰岛素用量偏大，会增加患者的食欲，此时如不注意控制饮食，就会导致体重增加。

4. 运动问题。不推荐餐前运动，锻炼的时间也宜固定，延长的运动（45 ~ 60 分钟）及剧烈的运动可以增加所注射胰岛素的吸收速率，因此可能需要减少胰岛素剂量。低血糖有可能发生在运动期间或运动后，因此运动时应携带纯糖食品，如糖果、巧克力、饼干、点心等，以备不时之需。一般甜味剂如木糖醇、甜菊糖不能作为低血糖的急救食品。

5. 血糖、尿糖检测。肾糖会有改变的患者，如老人、妊娠妇女、肾病患者等，不能根据尿糖结果调整胰岛素，有条件的应尽量采用微量血糖仪监测血糖，病情稳定时每隔 1 ~ 2 周测定一天中的空腹血糖、三餐后 2 小时内血糖、睡前血糖，医生根据上述血糖结果调整胰岛素用量。

6. **注射胰岛素前的准备**。使用人短效或人预混胰岛素的患者应保证在 30 ~ 45 分钟内进餐。检查胰岛素外观，如发现有结块、冰冻、沉淀、透明度或颜色的变化等，则不宜使用。注意注射装置与胰岛素剂型要匹配。一般注射部位应交替使用。注射部位不同，胰岛素作用的快慢略有不同，吸收由快到慢依次为腹部、上臂外侧、大腿前外侧、臀部上部。胰岛素储存最好放置于 4℃ 左右保存，避免剧烈晃动，从冰箱取出的胰岛素应在常温中放置 5 ~ 10 分钟，以减少注射时的不适感。注射胰岛素类似物时可餐前 15 分钟或餐时注射。

总之，随着糖尿病研究的进展，糖尿病患者使用胰岛素治疗倾向于积极，且方式机动、灵活。在胰岛素治疗过程中，既要注重疗效，又要避免过大剂量所带来的副作用，只有这样才能安全、有效地控制糖尿病病情，预防糖尿病慢性并发症的发生，提高患者的生活质量和延长寿命。

第四章 治疗糖尿病并发症

血糖控制好了，还会出现并发症吗

悦悦：有一些糖尿病患者自从确诊就一直在饮食和用药方面很注意，吃药也从来不马虎，血糖也一直控制得不错，多次查血糖也都在标准范围内，然而还是被查出冠心病、脑血管疾病等并发症。杨主任，请您给大家讲讲，为什么血糖控制良好，还会出现糖尿病并发症呢?

什么是糖尿病并发症

在糖尿病早期阶段，除了血糖偏高以外，患者可以没有任何症状，但如果放松治疗或干脆放任不管，长期血糖增高，就会使大血管、微血管受损并危及心、脑、肾、周围神经、眼睛、足等。

据世界卫生组织统计，糖尿病并发症高达 100 多种，是目前已知并发症最多的一种疾病。为此，预防糖尿病的并发症是至关重要的社会问题。糖尿病患者得病之后的路还很长，除了经常查血糖外，还要定期检查血生化，检测心、脑、肾功能和检查眼底，防止糖尿病的并发症，因为到并发症后期，特别是器官衰竭以后，会耗费大量财力、物力和精力。糖尿病后期几乎80%的花费都用在并发症上，假如40岁得了糖尿病，活到70岁，其间的30年当中的15年就是与并发症作斗争的阶段。

对于长期治疗的患者，怎样更好地预防并发症的发生呢？首先血糖肯定要保持稳定，此外，糖尿病60%～70%合并高血压，还有60%～70%合并高血脂。因此糖尿病要想减少大小血管的并发症，就要做到降糖、降压、调脂、抗凝，这四步控制好，就可以减少一半的并发症。

血糖控制好了为何还会出现并发症

有些糖尿病患者尽管血糖控制得不理想，但没有出现心血管病、肾病等并发症；有些患者在得知患了糖尿病以后，积极进行饮食治疗、药物治疗、运动治疗，从不马虎，血糖控制得一直不错，但依然出现了并发症。为什么血糖控制良好还会出现并发症呢？

1.**餐后高血糖的影响更大**。国内外大量临床研究均已证实，控制高血糖能有效减少糖尿病并发症。但是不能忽略的是，即便空腹血糖控制得还不错，也不能表明餐后血糖控制得好。与空腹高血糖相比，餐后高血糖的影响更大。所以，糖尿病患者检测血糖时不能只查空腹血糖，还要查餐后血糖。偶尔一两次血糖正常,并不意味着患者的血糖完全正常。很多血糖"正常"是在并发症已经发生之后,而患者本人可能还不知情。

2. **早在糖尿病前期大血管并发症可能就已开始**。糖尿病的大血管并发症是多种危险因素导致的,因此,预防大血管并发症不仅要控制血糖,还必须同时控制血压、血脂、血黏度及体重。早在糖尿病前期,大血管并发症可能就已经开始,并非都是患了糖尿病之后才出现的。所以,严格控制高血糖并不能预防所有的并发症。

3. **并发症与遗传有关**。例如,在同样长的病程和同样高的血糖条件下,有的患者发生了眼底病、肾病,有的则没有。这是由遗传因素造成的差异。

4. **波动性高血糖比稳定性高血糖的危害更大**。血糖波动大,容易造成组织器官的损伤。血糖波动性越大,慢性并发症的发生率越高、预后越差。因此,要严格控制血糖波动,以减少血糖波动所带来的危害。

5. **糖尿病并发症的危险因素中,高血压有着重要影响**。有一些重要因素与并发症的发生发展关系密切,如高血压、血脂异常、吸烟、肥胖等。在糖尿病眼底病、肾病、心血管病的发生发展过程中,高血压有着非常大的影响。因此,控制糖尿病并发症应建立在控制多种相关危险因素的基础上。

6. **降血糖的同时必须避免低血糖**。严重的低血糖可以加重并发症的发展。例如,一次严重的低血糖可以引起严重的眼底出血,诱发高血压而导致心衰,甚至致残、致死。

7.**并发症只是显著减少，并不等于不会发生**。严格控制血糖，可使糖尿病微血管并发症大大减少，对大血管并发症也有一定程度的降低，但并不等于完全没有并发症的可能。当然，也不能因此就放松对血糖的控制。

因此，要想更好地防治糖尿病并发症，在治疗中，必须早期干预，全方位控制各种心血管危险因素（如血糖、血压、血脂、血黏度、肥胖等），联合多种药物治疗，加强多种危险因素的控制，才能大大减少糖尿病慢性并发症的发生率。

警惕！糖尿病并发症的 17 个危险信号

悦悦：医生经常会告诫患者，糖尿病本身并不可怕，可怕的是糖尿病会引起很多并发症。糖尿病并发症一旦不加以控制，就会危及患者生命。请杨主任给大家讲一讲糖尿病并发症发生之前都有哪些信号，以便提醒患者注意。

悦悦说得没错，糖尿病并不可怕，可怕的是糖尿病并发症。患者一旦发生并发症，将对患者全身造成严重影响。下面列举糖尿病并发症的 17 个危险信号，请患者一定要警惕：

1.**疲乏无力**。因为体内葡萄糖的转运及代谢受阻，再加上体内代谢产物的堆积，就会出现严重疲乏、无力。

2. **头晕、心慌、胸闷**。最大可能是出现了低血糖，也可能是体位性低血压，提示有心血管并发症。

3. **浑身发胀**。提示血糖降低过快，造成细胞内水肿。

4. **口渴、咽干**。血糖升高，血黏度增大。有些人由于口渴中枢不敏感，尽管血糖增高，但无口渴症状。

5. **血压上升**。血糖上升，则血容量增多，出现血压高。

6. **腹胀、便秘**。可能是胃肠道自主神经受损，引发胃肠道功能紊乱所致，也可能与服用某些降糖药物（如二甲双胍、拜唐苹等）有关，还应当警惕酮症酸中毒。

7. **肢端麻木**。对称性手足刺痛、麻木，代表有糖尿病周围神经病变。一侧肢体麻木，周身难以支持，为脑血管意外先兆或脑梗死指征。双足刺痛，继之麻木，提示有糖尿病末梢神经炎发生。

8. **皮肤干燥、脱屑**。糖尿病患者出现皮肤干燥、脱屑、皲裂或奇痒，提示有皮肤症状。

9. **皮肤变色**。苍白、发凉，不久变为暗紫，代表足部缺血。严重缺血是足部发生肢端坏疽的先兆。

10. **皮肤水疱**。主要由"三高"引起，或由高血糖引起的血液渗透压升高及毛细血管通透性增加所致。

11. **牙齿松动**。为牙槽骨质疏松或牙周炎感染所致。

12. **视物模糊**。出现近视物体不清，眼调节功能降低，提示可能有视网膜病变或白内障。

13. **视物变红**。突然感觉东西发红，提示有眼底出血。

14. **性功能低下**。提示有自主神经受损或微血管病变。

15. **尿蛋白阳性**。提示肾小管功能下降。尿蛋白持续阳性，预示已经发生糖尿病肾病。

16. **出汗异常**。如发现皮肤某些部位不排汗，汗量过少或过多，提示自主神经功能受损。

17. **小便泡沫多**。提示有蛋白尿及肾功能受损。

糖尿病的主要危害在于各种并发症，高度重视糖尿病并发症的危险信号，早发现、早诊断、早治疗，是防治并发症的关键。

糖尿病急性并发症

悦悦：糖尿病急性并发症真是非常可怕，经常会在新闻上看到由于糖尿病急性并发症抢救不及时夺走人生命的报道。请杨主任给大家讲一讲，糖尿病急性并发症都有哪些，是什么原因导致的，应该怎么预防。

糖尿病酮症酸中毒

糖尿病酮症酸中毒是糖尿病患者最常见的急性并发症。主要发生于 1 型糖尿病患者，2 型糖尿病患者在应激状态（指感染、创伤、手术、严重疾病或精神刺激等情况）下也可以发生。

发生诱因

1.血糖控制不理想，特别是1型糖尿病患者的胰岛素功能处在绝对缺乏状态，如果随意停用胰岛素或用量不规律将加重病情，诱发酮症酸中毒。

2.感染、创伤、手术、麻醉、心肌梗死、中风、甲状腺功能亢进等应激状态。

3.不控制饮食，过多进食高糖、高脂肪食物或严重呕吐、腹泻等。

4.精神因素，如精神创伤、过度忧郁或激动、劳累等。

5.使用了升高血糖的药物，例如肾上腺皮质激素、各种利尿剂、苯妥英钠等。

临床表现

多尿、夜尿增多；体重下降；疲乏无力；视力模糊；呼吸有酮臭味，酸中毒时呼吸急促，严重时有深大呼吸；腹痛、恶心、呕吐，严重时意识模糊、昏迷；高血糖多数在 16.6 ～ 33.3 毫摩尔 / 升，有时可达 55.5 毫摩尔 / 升，尿酮体和尿糖均为强阳性，酸中毒时血 pH 值下降，二氧化碳结合力下降。

预防方法

1 型糖尿病患者应坚持终身合理应用胰岛素，不得随意减量、中断治疗。2 型糖尿病患者平时要合理用药治疗，在患急性危重疾病时应密切监测血糖、尿糖、尿酮体，血糖明显升高时及时到医院就诊，应用胰岛素治疗。

糖尿病非酮症性高渗综合征

糖尿病非酮症性高渗综合征多发生在老年 2 型糖尿病患者，发生时血糖更高，一般大于 33.3 毫摩尔 / 升，脱水更严重，常伴有神经系统损害症状，严重者可致死亡。

发生诱因

1.**血糖异常增高**。感染、外伤、高热、心肌梗死、中风等；过多进食高糖、高脂肪食物；大量输注葡萄糖液；应用升高血糖的药物，例如肾上腺皮质激素、各种利尿剂、苯妥英钠等。

2.**脱水**。腹泻、呕吐、高热时大量出汗而没有及时补充水分，肾功能不全患者过度透析水分等。

临床表现

多尿、疲乏无力；体重明显下降、脱水症，严重者发生低血容量甚至休克；全身性或神经功能受损，表现为不同程度的肢体功能障碍、失语、反应迟钝，严重时意识模糊、昏迷；高血糖常常超过 33.3 毫摩尔 / 升，一般为 33.3 ～ 66.6 毫摩尔 / 升，尿糖为强阳性、尿酮体为阴性或弱阳性、血钠升高、血浆渗透压明显升高等。

预防方法

定期自我检测血糖，保持良好的血糖控制状态；老年人要保证充分的水分摄入，鼓励主动饮水；因其他疾病需要使用脱水治疗时要检测血糖、血钠和渗透压；发生呕吐、腹泻、烧伤、严重感染时要保证足够的水分，及时到医院就诊。

乳酸性酸中毒

乳酸是葡萄糖无氧酵解的产物，属于强酸类物质；当其在体内大量堆积时可导致高乳酸血症，进一步出现血 pH 值下降，发生乳酸性酸中毒。其特点是在临床中发生率低，但后果严重，死亡率极高。大多发生在糖尿病伴有肝肾功能不全，或伴有慢性心肺功能不全等缺氧性疾病的患者，尤其多见于同时服用苯乙双胍者。

临床表现

下腹痛或肌肉酸痛；恶心、呕吐、腹泻等；酸中毒，嘴唇呈樱桃红、呼吸深快、意识模糊、嗜睡，严重时昏迷；血乳酸明显升高、阴离子间隙加大、血 pH 值和二氧化碳结合力下降。

预防方法

对伴有肝肾功能不全、慢性缺氧性心肺疾病、食欲不佳的患者忌用双胍类药物；尽量避免使用苯乙双胍；遇到急性危重疾病时，暂停双胍类药物，改用胰岛素治疗；长期使用双胍类药物者要定期检查肝、肾功能，遇到不宜用双胍类药物的情况时要及时停药。

糖尿病低血糖昏迷

低血糖是血中葡萄糖水平低于正常的一种现象，并不是一个独立疾病，可由多种原因引起。一般空腹静脉血浆血糖低于2.8毫摩尔／升，不管有无症状，均可诊断为低血糖。

发生诱因

1.药物诱发是最常见的原因，一般口服降糖药中最常引起低血糖的是促胰岛素分泌剂，包括磺脲类药物、非磺脲类药物，一般单独使用双胍类、α－葡萄糖苷酶抑制剂或格列酮类很少出现低血糖。胰岛素剂量过大是药物性低血糖的另一个重要原因。

2.糖摄入不足：进食量少、进餐延迟或腹泻等原因致吸收不良。

3.葡萄糖消耗过多，过量运动未及时加餐。

临床表现

交感神经兴奋症状，如心悸、饥饿、多汗、震颤、焦虑等；中枢神经症状，如乏力、头痛、头昏、行为异常、认知障碍、昏迷等。上述症状一般随低血糖的纠正而缓解，但长期、严重的低血糖可能会造成中枢神经系统不可逆的损伤。

预防方法

合理控制饮食，按时、按量就餐；运动量大时应及时加餐；了解所使用降糖药、胰岛素的特点，不误用或过量使用，初用降糖药时应从小剂量开始；外出时随身佩戴应急卡；经常检测血糖，根据血糖水平调整治疗方案，及时调整药物；老年患者血糖不宜控制太严,空腹血糖低于 7.8 毫摩尔 / 升,餐后血糖低于 11.1 毫摩尔 / 升即可,根据血糖水平逐步调整药量。

苏木杰现象和黎明现象

糖尿病患者夜间的血糖情况往往是常规血糖监测的"盲区"。如果糖尿病患者的空腹血糖过高,特别是采取了增加夜间胰岛素或口服药剂量且排除了患者饮食过多的情况后,患者的空腹血糖不降反升时,一定要注意鉴别苏木杰现象和黎明现象。

苏木杰现象是指患者在夜间出现低血糖后,由于相应升血糖的拮抗激素的分泌反应,导致出现"反跳性"的高血糖。

黎明现象是指由于黎明时间(一般指凌晨 4 点到黎明)拮抗胰岛素的激素(如生长激素、糖皮质激素等)水平升高使胰岛素作用相对不足,导致黎明时段血糖显著升高。

可见,上述两种现象虽然都表现为空腹高血糖,但产生机理不同,处理原则完全相反。苏木杰现象产生高血糖的原因是低血糖,因此"消灭"了低血糖就解决了高血糖的问题。采取的措施应该是减少夜间胰岛素或口服降糖药剂量。而黎明现象产生高血糖的原因是黎明时胰岛素作用不足,因此采取的措施是增加夜间的胰岛素或口服降糖药。

糖尿病慢性并发症

糖尿病大血管并发症

> **悦悦：** 相对于糖尿病急性并发症，慢性并发症似乎更常见、更普遍一些。比如动脉粥样硬化、视网膜病变等。患者应该怎样预防呢？

糖尿病性大血管病变是指主动脉、冠状动脉、脑基底动脉、肾动脉及周围动脉等动脉粥样硬化，如心血管、脑血管和周围血管病变。与非糖尿病人群相比，糖尿病人群中动脉粥样硬化症的患病率较高，发病年龄较小，病变进展快，病情较重，病死率高，要比非糖尿病患者的大血管病变平均提前 10 年。

糖尿病患者比正常人更容易产生动脉粥样硬化，从而导致冠心病、脑血管意外和下肢坏疽等。有 70%～80% 的糖尿病患者死于糖尿病性大血管病变。糖尿病的主要死亡原因有糖尿病合并冠心病、心肌梗死、急性脑血管病等。肥胖、高血压、脂质及脂蛋白代谢异常在糖尿病（主要是 2 型）人群中的大血管病变发生率均高于相应的非糖尿病患者群。

在糖尿病患者中，有间歇性跛行、肌肉和皮肤萎缩以及下肢坏疽等症状者也比正常人要高。所以确诊有周围血管疾病的患者，应该进一步检查是否患有糖尿病。

糖尿病微血管并发症

微血管病变主要表现在视网膜、肾、心肌、神经组织及足趾。临床上常以糖尿病性视网膜病变、糖尿病性肾病和糖尿病性神经系统病变为反映糖尿病性微血管病变的主要部位。

糖尿病视网膜病变

糖尿病视网膜病变是糖尿病微血管并发症中最常见的病变之一,是一种具有特异性改变的眼底病变,主要特征是视网膜微血管的闭塞和渗漏,最严重的后果是导致失明。不论在发达国家还是发展中国家,糖尿病视网膜病变都是成年人致盲最重要的原因之一。

目前,糖尿病视网膜病变确切的发病机理尚不清楚,但是高血糖肯定是糖尿病视网膜病变的重要原因。大量研究证明,慢性高血糖诱发一系列相关的功能和生化代谢的异常,使视网膜毛细血管的内皮细胞与周细胞受损,从而导致毛细血管失去正常的屏障功能,血液或血浆成分渗透,造成视网膜组织水肿、出血。

糖尿病视网膜病变的发生概率随糖尿病病程的延长而增加,病程 5 年后视网膜病变发生率约为 25%,10 年后增至 60%,15 年后高达 75% ~ 80%。另外,血糖控制不良、高血压、高血脂也是发生视网膜病变的危险因素。血糖控制较好者发生视网膜病变较少、较晚,反之则较多、较严重。在视网膜病变的早期,眼部一般无自觉症状,随着病变发展,可有不同程度的视力减退、闪光感、视物变形、眼前黑影飘动和视野缺损等症状，严重者视力可减退甚至失明。眼底镜检查可以明确视网膜病变的程度，必要时可进行眼底荧光血管造影以明确诊断。

糖尿病性肾病

肾脏微血管基底膜增厚引起弥漫性及结节性肾小球硬化，或完全性玻璃样改变，导致肾病、肾功能衰竭。糖尿病肾病是最重要的糖尿病合并症之一。在我国的发病率也呈上升趋势，仅次于各种肾小球肾炎。1型糖尿病患者发生糖尿病肾病多在起病10～15年，而2型糖尿病患者发生糖尿病肾病的时间则较短。几乎任何糖尿病肾病均伴有高血压，在1型糖尿病中，高血压与微量白蛋白尿平行发生；而在2型糖尿病中则常在糖尿病肾病发生前出现，由此可见，血压控制情况与糖尿病肾病发展密切相关。

糖尿病神经病变

糖尿病神经病变是糖尿病常见的慢性并发症，是引起糖尿病患者致残、生活质量下降的主要原因之一。糖尿病神经病变的发病机理不清，有证据显示多种危险因素参与其病变发生，包括病程、高血糖、高血压、血流动力学异常、吸烟等。有关研究表明，在新诊断的糖尿病患者中，神经病变的患病率为

12%。随着病程的延长，其患病率增加，当糖尿病病程超过 25 年时，神经病变的患病率高达 50%。

按病变部位的病变性质，糖尿病神经病变的临床症状主要有：

1. **对称性多发性周围神经病变**。对称性多发性周围神经病变是糖尿病神经病变中最常见的类型，常见症状包括肢体麻木、发亮或灼热刺痛等异常感觉。一般起病缓慢，在糖尿病早期，临床表现较轻，以肢端无力、麻木不适为主要表现。部分患者可见两侧肢体远端对称性感觉障碍，踝反射减低，下肢比上肢重。严重时可发生肌肉萎缩。周围神经病变和自主神经功能紊乱可同时存在。

2. **非对称性神经病变**。单神经或多发性单神经病变，糖尿病患者可出现孤立的单个神经麻痹，尤其是易受压的神经，包括腕部的正中神经、上臂部的桡神经等。一般起病快，常有肌痛、肌萎缩、肌无力。严重者可出现站立、行走困难。

颅神经病变，最常见的单侧动眼神经麻痹，表现为一侧的眼睑下垂，眼球活动受限。其次为外展神经损伤。

3. **自主神经病变**。心血管系统：常见表现为静息心动过速和心率固定、对某种刺激无反应、直立性低血压、无痛性心肌梗死，严重者可心跳骤停。

消化系统：可出现消化系统功能紊乱，食管蠕动减慢，胃排空时间延长，恶心、呕吐等。肠道功能紊乱时可出现腹泻、便秘交替，阵发性夜间腹泻等。胆囊收缩功能障碍可并发胆石症、胆囊炎等。

泌尿生殖系统：排尿无力，尿潴留，长期残余尿增多易致尿路感染，还可出现阳痿、早泄、逆行性射精。

排汗障碍：表现为下肢远端及躯干下半部少汗或无汗，头部及上半身代偿性多汗，严重时影响体温调节，还可出现味觉性出汗，即进食时头颈部出汗，甚至大汗淋漓。

糖尿病消化系统病变

糖尿病对消化系统的影响是多方面的，并与糖尿病性消化系统病变互相影响，必须同时给予治疗。

糖尿病性消化系统病变的主要表现为：食管和胃肠多出现蠕动减弱、排空时间延长，严重者可发生胃轻瘫。恶心、餐后上腹胀痛、呕吐、大便异常（便秘，腹泻，或者是腹泻便秘交替出现）。胰腺也可能受到影响，糖尿病患者中胰腺炎和胰腺癌的患病率都比正常人高，而急、慢性胰腺炎或胰腺癌也可能成为糖尿病的诱发原因。

糖尿病消化系统病变可能会影响糖尿病患者的消化和吸收功能，造成患者营养不良，应适当地补充维生素和其他营养成分。

糖尿病与骨及关节病变

悦悦： 在防治糖尿病并发症的时候，很多人都会把注意力的焦点集中到心脏、肾脏、眼睛等这些器官上，而常常忽视了骨头和关节。糖尿病与骨关节疾病听上去似乎确实没有什么关系，那么糖尿病骨关节病到底是怎么发生的呢？

糖尿病与骨关节炎看似风马牛不相及的两种疾病，实际上，糖尿病骨关节病也是一种不容忽视的并发症。当骨关节病与糖尿病凑到一起"狼狈为奸"时，患者将受到病痛的双重折磨，致残率颇高，因此不可不防。据统计，接近一半的糖尿病患者均发现有骨关节炎症状，而非糖尿病患者中患关节炎的概率只有26%。这些强有力的事实使人们对糖尿病可能并发关节炎的事实有了进一步的认识。

糖尿病骨关节病变包括两大类：一类是糖尿病的并发症，包括夏科关节和骨质溶解；一类是糖尿病的可能并发症，包括脊柱骨质增生、关节周围炎、骨性关节炎、掌腱膜挛缩和关节挛缩等。糖尿病骨关节病最易累及的关节位置依次为：跖趾关节、跗跖关节、跗骨、踝关节、趾间关节。绝大多数发生于足部，多关节同时出现病变很常见。本病容易被误诊为风湿性关节炎、类风湿关节炎、痛风等疾病，应引起重视，注意加以鉴别。

糖尿病骨关节病变的高发年龄段为 50 ~ 59 岁，糖尿病病程越长，发病率越高，且更容易发生于长期口服降糖药而病情控制不好的患者。

　　糖尿病骨关节病的发病因素有：糖尿病病程较长；长期血糖控制不好；有眼底病、神经病变、肾病等其他并发症；合并足畸形、下肢或足部肌肉萎缩；足底压力点皮肤增厚，足部皮肤不出汗、发凉、足部脉搏消失、皮下组织萎缩等。如果糖尿病患者有以上危险因素，那么一定要提高警惕。

　　糖尿病引起的骨关节病变，早期是可逆的，因此诊断和治疗应及早。首选保守治疗，充分地控制糖尿病高血糖是治疗的前提，患者常常需要从口服降糖药改为胰岛素治疗。卧床休息和减轻足部受到的压力也是基本治疗方法。如果有炎症，需要做微生物培养和选用广谱抗生素。通常不需用外科治疗。

糖尿病与皮肤病变

　　糖尿病皮肤病变的发病机理是以微血管病变为主的多因素的病理过程，而高血糖不过是多种代谢紊乱中的明显标志之一。常见的糖尿病皮肤病变有：

　　1. **皮肤感染**。患者在口腔部位经常出现鹅口疮。鹅口疮是由一种被称为念珠菌的霉菌感染引起的。念珠菌感染还可以发生在指甲或男性的外生殖器龟头。糖尿病患者还容易发生手癣、体癣、股癣、足癣等癣病。

2.**感觉异常**。皮肤麻木、针刺感、灼热感、蚁走感、疼痛等，特别是患者的足部，更容易发生感觉异常，行走时有踏棉垫感。

3.**面红**。糖尿病患者大多数面色较红。

4.**皮肤疱疹**。糖尿病性大疱病是一种发生于患者手脚处的皮肤并发症。酷似灼伤性水疱，疱壁薄，内含透明浆液，疱的外边也没有红晕，多发于指、趾、手足的背部或底部边缘。数周内自愈，但可反复出现，消退后在皮上遗留有色素沉着。

5.**皮疹**。常发生在小腿前面。开始的时候是圆形或卵圆形暗红色的丘疹，直径只有0.3厘米左右。有的分散存在，有的则群集在一起，表面有皮屑。皮疹消退以后，皮肤上会出现局部萎缩或色素沉着。

6.**颈部毛囊炎**。后颈枕部出现脓头痱子样的炎症，触碰疼痛，如不及时治疗，可发展为小疖子或蜂窝织炎。脓液排除后可愈合，但常反复发生。

7.**皮肤瘙痒**。糖尿病患者合并有皮肤瘙痒症状的占患者的1/5。瘙痒难忍是皮肤病变的早期信号，部分糖尿病患者会有全身或局部皮肤的干燥脱屑、剧烈瘙痒，女性患者则以阴部瘙痒更为多见。当患者经过治疗病情有明显缓解的时候，皮肤瘙痒也可能逐步消失。

8.**出汗反常**。多汗（多见上肢和躯干）或少汗（多见下肢），甚至有的患者大汗淋漓。还有的患者下肢出汗减少或无汗，当环境湿度增高时，其他部位出汗增多。

9.**足部坏疽**。患者足部疼痛，温觉消失，干燥易裂，发生溃疡，创口化脓、坏死、愈合困难，甚至发生足穿孔症。

10. **黄瘤**。颈、膝、肘、背部或臀部的皮肤上，突然出现成群从米粒到黄豆粒大小的黄色丘疹或小疙瘩，周围绕以红晕，表面有光泽，一般没有瘙痒等症状，摸起来略比周围皮肤硬。

糖尿病皮肤病变的治疗主要是控制血糖，改善皮肤血液供应，恢复皮肤神经末梢的数量。如果皮肤没有破溃、感染、溃疡，一般只进行控制血糖的治疗就可以了。否则，就需要进行局部治疗。

糖尿病与口腔病变

糖尿病不仅会对人体器官、组织、细胞等产生病理影响，同时也会对口腔造成一定程度的损害。口腔内感染如果不治疗，会加重糖尿病；反过来，要治疗口腔疾病，必须在控制血糖的基础上，才能取得好的效果。可见，口腔健康和糖尿病是相互影响的，糖尿病患者必须经常检查口腔，发现问题及时治疗。糖尿病口腔病变主要包括：

1. **口腔真菌感染**。多为念珠菌感染，表现是嘴里出现白膜、红斑、口角炎。普通人的患病率是 8%，而糖尿病患者患此病的比率达到 16%。念珠菌感染又叫鹅口疮，糖尿病患者、老年人、婴儿或身体虚弱者容易感染。感染后应及时用两性霉素 B 或制霉菌素液含漱或涂抹。

2. **糜烂性扁平苔藓**。这个病是发病率仅次于复发性口腔溃疡的口腔黏膜病，表现为口腔黏膜网状白纹、发红、黏膜糜烂、疼痛，往往持续时间长。由于口腔内长期存在创面，有癌变的可能。

3. **腭部炎症**。龋齿根尖炎及齿龈炎向多颗牙齿蔓延，引起发热、疼痛、肿胀及吞咽疼痛等症状。

4. **牙根面龋**。主要表现为牙龈萎缩，多颗牙同时发生龋齿，对冷热刺激敏感、疼痛。出现这一症状，应在血糖得到控制的前提下，及时进行治疗。否则，很可能引起牙髓炎及牙根尖周炎，增加治疗难度。

5. **龋齿**。在糖尿病患者中普遍存在。研究发现，糖尿病患者的唾液量明显减少，对口腔的清洁作用减弱。唾液的酸度增加，这种环境非常利于致龋菌的生长。

6. **牙龈炎、牙周炎**。糖尿病患者常出现牙龈充血、水肿、糜烂、出血、疼痛。牙周部位可发生牙周脓肿、牙周袋形成，并有脓性渗出。时间长了，牙齿就会松动。研究表明，糖尿患者患重度牙周炎的风险比一般人高 8.5 倍。

7. **口腔黏膜病变**。表现为口腔黏膜干燥、口干、口渴，齿龈、舌黏膜的糜烂及小溃疡、疼痛，容易发生感染性口炎、口腔白色念珠菌病。

8. **牙齿松动**。由于糖尿病患者常伴有牙龈炎、牙周炎等慢性破坏性病变，尤其是牙槽嵴骨质疏松，常常影响牙齿的稳固性，造成牙齿松动、移位或错颌，进而诱发牙周感染，严重者引起牙齿脱落。

9. 牙槽骨骨质疏松。糖尿病特别是 2 型糖尿病的常见并发症为全身性骨质疏松，部分仅局限于牙槽骨。发病初期无明显症状，主要表现为部分牙齿松动、咬合困难，吃饭时咬合无力，部分牙根暴露、牙龈萎缩等。

对糖尿病患者而言，预防口腔疾病的发生，重点在于控制好血糖，同时要注意个人口腔卫生，早晚刷牙，饭后漱口，还可以对牙龈进行按摩，并定期到正规口腔科进行检查。拔牙也应控制好血糖，以防发生感染，伤口不易愈合。

糖尿病对男性生殖系统功能的影响

当糖尿病影响到患者的神经系统，尤其是自主神经发生病变的时候，可以出现泌尿生殖系统功能障碍，因此，有可能会影响到男性的性功能的，严重降低患者的生活质量。

男性糖尿病患者性功能障碍的临床表现多种多样，主要有：

1. 勃起功能障碍（原称阳痿）。阴茎持续不能达到和（或）维持足够的勃起以获得满意的性生活。主要表现为性欲减退、性高潮消失、阳痿早泄、射精功能障碍。临床有不少糖尿病男性患者伴有功能性减低症状。阳痿较多见，其发病率占患者的30% ~ 60%。

2. 婚后不育。由于糖尿病性自主神经病变累及盆腔交感神经，引起膀胱内括约肌松弛而射精返回入膀胱，造成逆行射精。伴有阳痿、早泄、性欲减退，致使约 50% 的患者婚后不育。

造成男性生殖系统功能异常的原因是多方面的，包括全身代谢紊乱、体质下降等因素，也包括局部血管神经功能障碍的因素和精神、心理因素，多数患者体内男性激素水平的下降并不明显。这些异常会给患者带来很大的精神压力和难以启齿的痛苦，严重影响患者病情的控制和生活质量。

建议男性患者正确面对这种情况，针对糖尿病这个原发疾病采取积极的治疗措施，如注意饮食控制、适当增加体育锻炼、口服药物或注射胰岛素控制血糖、经常复查血糖水平等，将血糖控制在正常范围。由于糖尿病患者性功能减退常有明显的精神及心理因素的影响，所以心理治疗也十分重要。

糖尿病与妇科疾病

糖尿病作为一种内分泌疾病，影响女性生命中每个阶段的生殖健康。女性患糖尿病时，由于尿糖对外阴皮肤的刺激，容易并发霉菌性外阴及阴道炎，引起外阴瘙痒。

青春期女性如果出现发育迟缓、月经稀少，而生殖系统无器质性病变时，家长应带孩子做血糖监测，一旦确诊为糖尿病，要严密监测血糖，并及时调整降糖药物用量，以确保正常发育。

糖尿病对育龄期女性的最大危害是导致不孕。糖尿病带来的内分泌异常能导致不排卵的多囊卵巢综合征，影响生育。此外，糖尿病也是育龄女性患霉菌性阴道炎的主要原因。糖尿病妇女应注意预防霉菌性阴道炎，发现后及早治疗。

更年期是糖尿病的高发年龄段。据统计，女性 45 岁以后血糖水平平均高于同龄男性，更年期妇女罹患糖尿病的比率更高。糖尿病患者的更年期会比一般人提前 4～6 年。因此，已患糖尿病的女性也要严密监测血糖，及时调整降糖药物或胰岛素的剂量，防止血糖剧烈波动。

无论哪个年龄段的女性，都应提高自我保护意识，随时监测自己的血糖变化，确定是否患上糖尿病。注意保持外阴部皮肤清洁干燥，内裤要宽松透气，禁用肥皂水或刺激性洗涤剂擦洗，尽量控制抓挠止痒，不食辛辣及过敏性食物。

图书在版编目(CIP)数据

糖尿病的防与治 你知道吗? / 杨文英著, 悦悦问. — 成都:四川科学技术出版社, 2016.4

ISBN 978-7-5364-8320-0

I. ①糖… II. ①杨…②悦… III. ①糖尿病-防治 IV. ① R587.1

中国版本图书馆 CIP 数据核字 (2016) 第 048941 号

糖尿病的防与治 你知道吗?

TANGNIAOBING DE FANGYUZHI NI ZHIDAO MA

杨文英 著 悦悦 问

选题产品策划生产机构 | 北京长江新世纪文化传媒有限公司
选题策划 | 金丽红 黎波 安波舜
项目策划 | 悦悦
责任编辑 | 王赛男 李迎军 装帧设计 | 郭璐 媒体运营 | 张坚 刘冲 刘峥
内文制作 | 张景莹 责任印制 | 张志杰

总 发 行 | 北京长江新世纪文化传媒有限公司
电 话 | 010-58678881 传 真 | 010-58677346
地 址 | 北京市朝阳区曙光西里甲 6 号时间国际大厦 A 座 1905 室 邮 编 | 100028

出 版 | 四川科学技术出版社
地 址 | 成都市槐树街 2 号 邮 编 | 610031
印 刷 | 北京正合鼎业印刷技术有限公司
开 本 | 700 毫米 × 1000 毫米 1/16 印 张 | 13.5
版 次 | 2016 年 04 月第 1 版 印 次 | 2016 年 04 月第 1 次印刷
字 数 | 180 千字
定 价 | 35.00 元
盗版必究 (举报电话:010-58678881)
(图书如出现印装质量问题,请与选题产品策划生产机构联系调换)